Nutzen Sie die energetischen Schwingungen des Lebens !

Der Umgang mit der Bioantenne und dem Yin-Yang-Energizer

Wir brauchen nicht
so fortzuleben,
wie wir gestern
gelebt haben.
Machen wir uns
von dieser
Anschauung los
und tausend Möglichkeiten
laden uns
zu neuem Leben ein.

Christian Morgenstern

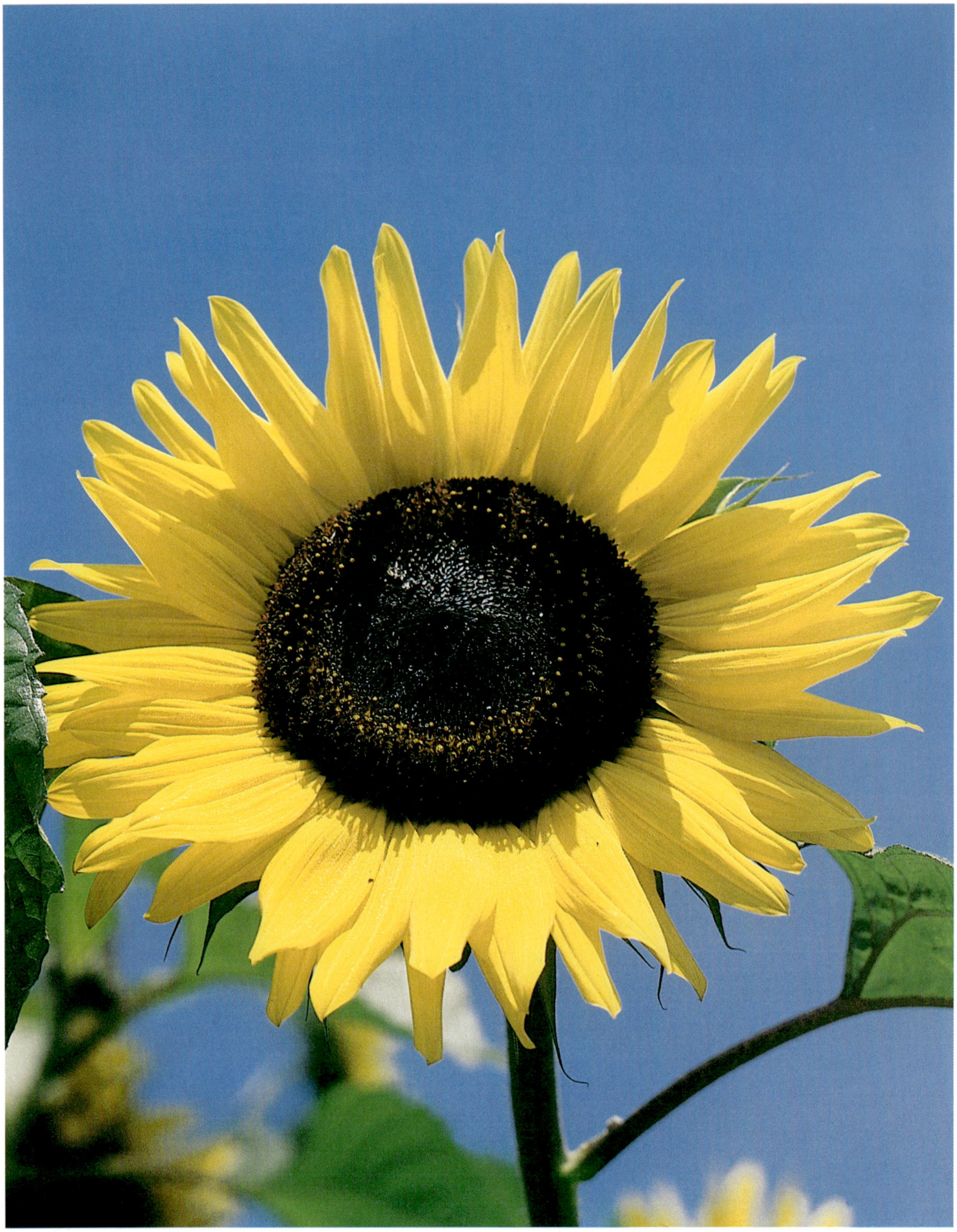

Christa und Hardy Burbaum

Nutzen Sie die energetischen Schwingungen des Lebens!

Der Umgang mit der Bioantenne und dem Yin-Yang-Energizer

G.A. Ulmer Verlag · Tuningen

Hauptstraße 16
78609 Tuningen

ISBN 3-924-191-83-2

Dieses Buch entstand unter Mitwirkung
von Günter Albert Ulmer, Tuningen.

Christa und Hardy Burbaum
D-47475 Kamp-Lintfort, Lange Straße 60B
Telefon (00 49) (0) 28 42/8 12 46 – Fax 7 13 45

Inhaltsverzeichnis

Vorwort

In diesem Buch soll Ihnen ein außergewöhnliches Hilfsmittel – die Bioantenne in Verbindung mit dem Yin-Yang-Energizer – vorgestellt werden. Dieses Hilfmittel kann Ihnen sowohl in körperlicher als auch in geistiger Hinsicht äußerst dienlich sein. Sie können hiermit feststellen, was für Ihren Körper günstig bzw. ungünstig ist. Weit darüber hinaus können Sie auch, als Hilfe zur Selbsthilfe, den Körper von Belastungen und schädlichen Informationen befreien, oder Ihrem Körper neue Energien und positive Informationen einschwingen.

Ohne Energie gibt es in der Schöpfung weder Aktion noch Reaktion. Bis in die kleinste Zelle hinein benötigen Sie Lebensenergie. Das Leben ist die Auswirkung ständig schwingender Energie, in der sich auch die verschiedenen Lebensprozesse abspielen. Leider können Sie diese lebendigen Energieschwingungen nicht sichtbar wahrnehmen.

Die Bioantenne macht die allerfeinsten Schwingungen sichtbar, die von einem Objekt, von einem Organ oder von einem Menschen bzw. von zwei Schwingungsfeldern ausgehen. Diese sind jedoch von hochfeinen Bioresonanzgeräten nicht meßbar. Die Bioantenne zeigt durch „Hin"- und „Her"- oder „Auf"- und „Ab"-Schwingen, Links- oder Rechtsrotation, die vorhandene oder nicht vorhandene Lebensenergie bzw. die Reaktion der Schwingungsfelder aufeinander an.

Für das Funktionieren der Bioantenne ist es sehr wichtig, daß Sie, wenn sie die Bioantenne in der Hand halten, jegliche Verspannung oder Verkrampfung oder rein verstandesmäßige Konzentration, die auch wieder zur Verkrampfung führt, vermeiden. Die Energie und jede Energieveränderung muß frei und völlig ungezwungen durch die Nerven hindurch in das Nervensystem Ihrer Hand, die die Bioantenne hält, fließen können. Deshalb brauchen Sie eine ganz gelockerte, entspannte und ungezwungene innere Sammlung auf das Prüfobjekt oder auf die betreffende Frage. Dann werden Sie nach einer kurzen Zeit der Einübung einen vollen Erfolg mit Ihrer Bioantenne erleben.

Natürlich ist die Forschung der Bioenergetik noch im Fluß. Deshalb können wir keine Garantie oder Verantwortung und Haftung für etwa vorhandene Unklarheiten oder inhaltliche Unrichtigkeiten übernehmen. Jeder kann selbst durch eigene Bemühungen und Erfahrungen zu neuen Erkenntnissen und Ergebnissen kommen. Auf alle Fälle weisen die Autoren darauf hin, daß in jedem Fall ein/e Arzt/Ärztin zu Rate gezogen werden muß, wann immer gesundheitliche Probleme auftauchen und Hilfe notwendig wird.

Was ist volle Lebenskraft?

Volle Lebenskraft ist gleichbedeutend mit Gesundheit und Lebensfreude. Diese aber hängen von ausreichend vorhandener Lebensenergie ab. Gerade die Lebensenergie spielt eine ganz entscheidende Rolle in unseren geistigen und körperlichen Funktionssystemen. Ja, die Lebensenergie ist die treibende Kraft in allen Lebensprozessen. Nicht nur in unserem Körper wirkt die Energie; auch wir selbst leben in einem großen kosmischen Energiefeld, das allumfassend ist, sich nie erschöpft und sich stets erneuert.

Alles, was wir sehen, fühlen, greifen, tasten, riechen und schmecken können, ist eine Form von Energie. Wir selbst bestehen auch aus Energie, genauso wie alles, was uns umgibt. Dabei gibt es sehr große Energieeinheiten, wie das Weltall, Milchstraßen, Sonnensysteme, mittlere Einheiten, wie Lebewesen und ihre Organe und ganz kleine und kleinste Einheiten, wie die Zellen, Moleküle und Atome.

Wir können feststellen, daß alle Materie auf der Erde aus feinstofflicher, kosmischer Energie besteht und aus ihr entstand. Jedes natürliche biologische Molekül, das kosmische Energie enthält, kann auch durch sie in Schwingung versetzt werden.

Dort, wo sich im Universum hohe Magnetfeldkonzentrationen durch kosmische Energie zu stark ionisierenden Gasen so verdichten, daß eine Implosion stattfindet, dort entsteht Materie. Die Explosion ist die letzte Auswirkung der Gewalt, die Implosion hingegen ist die unerschöpfliche kosmische Macht. Die Implosion ist eine Bewegungsrichtung, die von außen nach innen geht. Bei ihr verdichtet sich das bewegte Medium und es wird ein Kern aufgebaut. Da sich die Geschwindigkeit erhöht, erhöht sich auch die energetische Wirkung. Wenn die Materie aus universeller Energie entsteht, dann ist auch die Erde aus einem hohen Magnetfeld durch Implosion im Sonnensystem entstanden.

Unser Sternensystem, die Milchstraße, enthält etwa 200 Milliarden Sterne, darunter auch unsere Sonne. Würde man eine Karte der Milchstraße anlegen, so groß wie ganz Europa, dann wäre unsere Sonne nicht größer als ein verlorenes Sandkorn irgendwo im Kontinent, dabei ist unsere Sonne 333 000mal größer als unsere Erde. Doch unsere Milchstraße ist nicht die einzige. Das Teleskop von Mt. Wilson (Kalifornien) registrierte etwa 100 Millionen nachweisbare Galaxien. Darunter sind Milchstraßen mit einem Durchmesser von 60 000 Lichtjahren und mehr. In dem heute überschaubaren Bereich des Kosmos rechnet man mit 10 Trillionen einzelner Sterne.

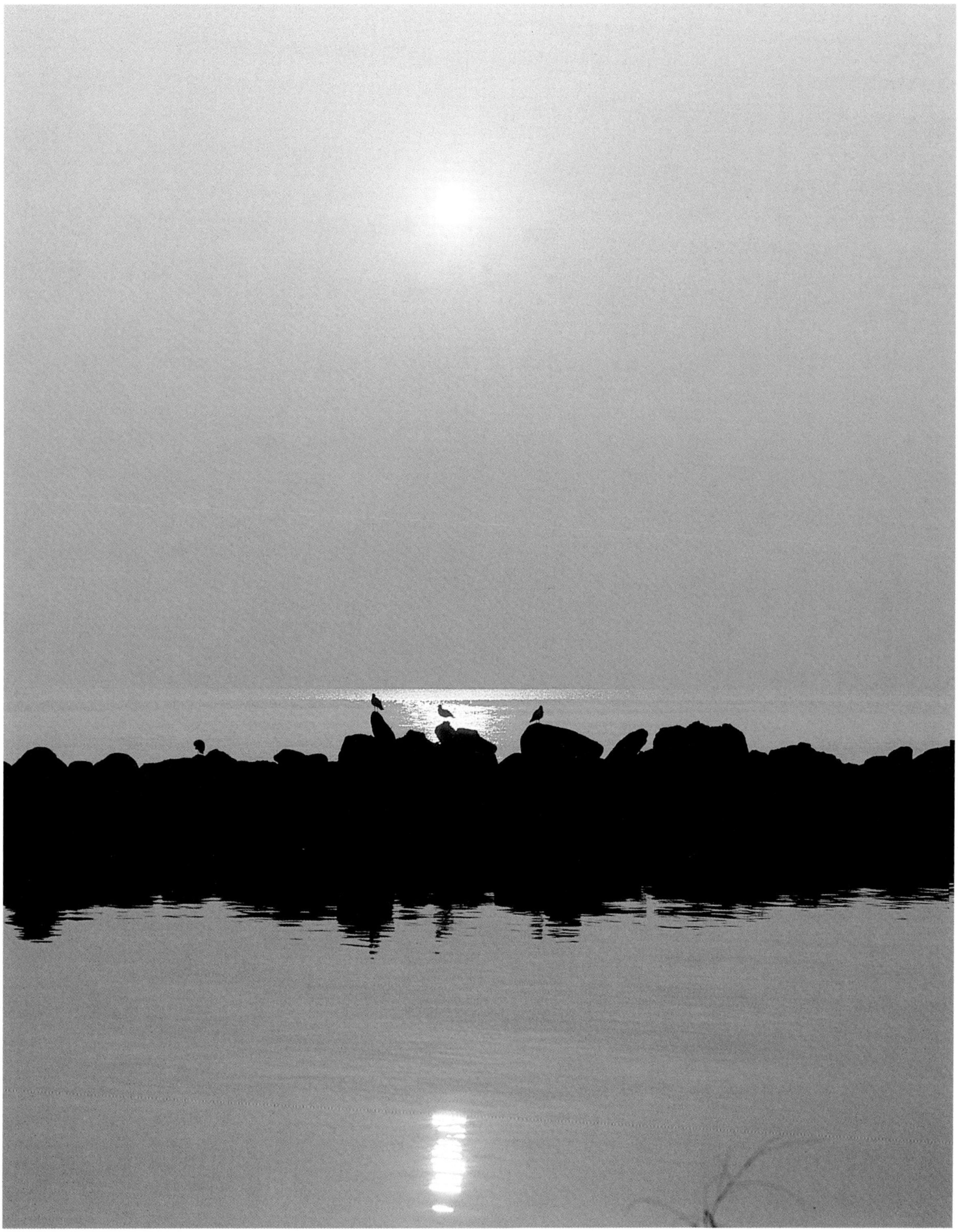
Sonnenaufgang am See Genezareth (Israel)

Ausschnitt aus der Milchstraße

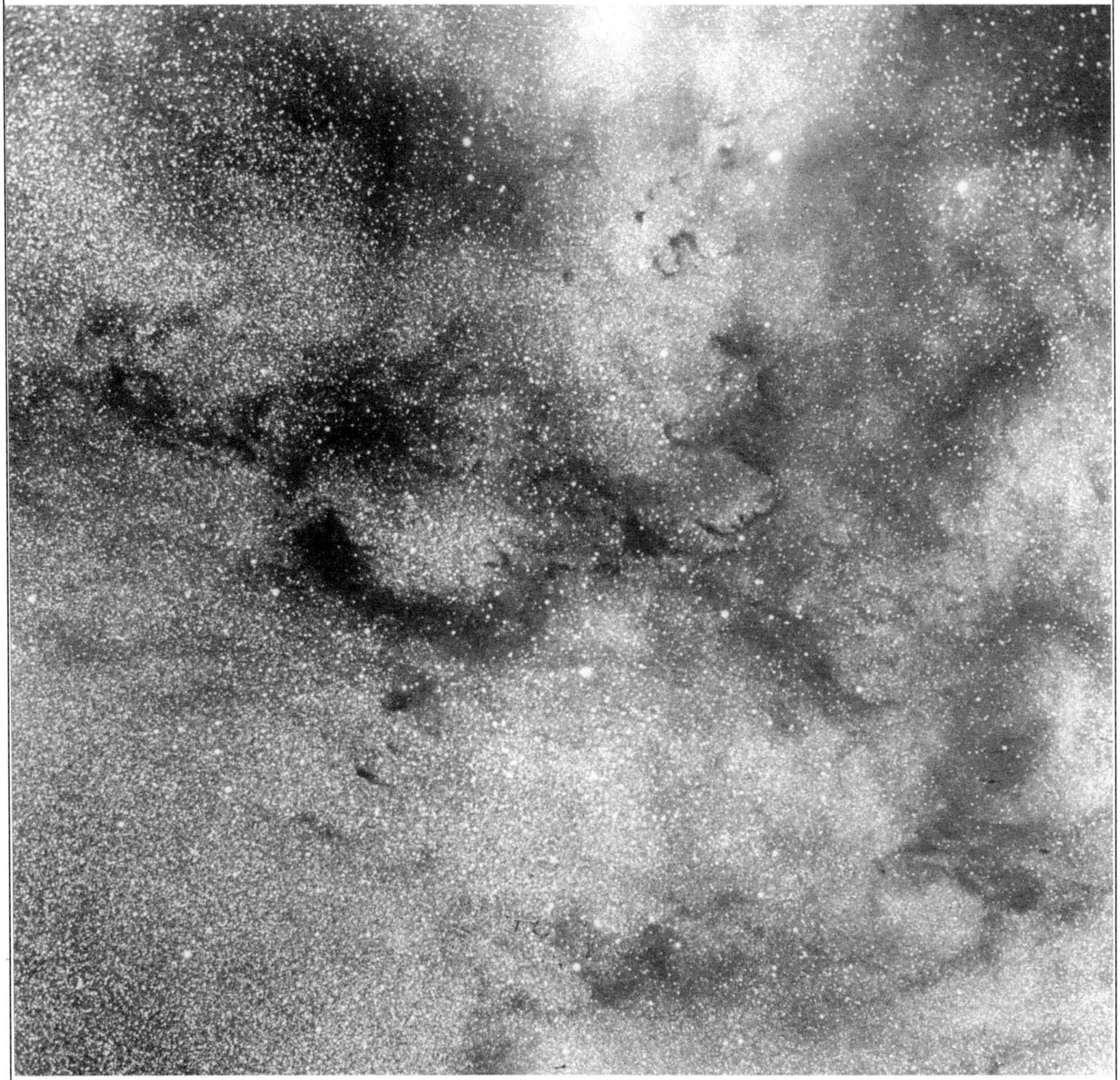

Das Foto gibt in kleinstem Maßstabe und daher im einzelnen schwer zu entwirren – den ganzen Reichtum des Inhalts unseres Sternensystems wieder: helle und dunkle Gaswolken, lockere und konzentrierte Sternhaufen, kugelförmige Sternhaufen, planetarische Nebel, alte Sterne und Sterne, die eben erst beginnen, ihren Weg als „Stern" anzutreten, geformt aus der Materie sich zusammenballender Gasnebel. Die Kanten, an denen helle Nebel auf Dunkelwolken stoßen, lassen etwas von den großräumigen Verdichtungsprozessen ahnen, die sich hier abspielen.

Amerikanische Astronomen der Universität von Berkely (Kalifornien) haben 1994 in einer 200 Millionen Lichtjahre entfernten Galaxie Wasser festgestellt. Nach ihren Angaben wurden die Wassermoleküle in der Galaxie Markarian 1 im Sternbild der Fische mit einem Radioteleskop entdeckt, das Energiewellen aufspürte, wie sie für das Vorkommen von Wasser typisch sind. Der Direktor des astronomischen Labors, Jack Welsch, nannte die Entdeckung „höchst aufregend". Wenn Wasser im Universum wirklich so weit verbreitet sei, dann erhöhe dies die Chancen, auf anderen Planeten Leben anzutreffen. Bisher war im Weltall erst fünfmal das Vorhandensein von Wasser entdeckt worden, und diese Orte waren alle weitaus geringer von der Erde entfernt als Markarian 1.

Die Hauptquelle unserer Lebensenergie kommt von der Sonne, dem Mittelpunkt unseres Planetensystems. Die Sonne sendet kontinuierlich in den ganzen sie umgebenden Raum Strahlen aus, die man ultraviolette Strahlen, Licht-, Wärme- oder Radiowellen nennt, die aber in Wirklichkeit alle gleicher Natur sind; nämlich elektromagnetische Wellen. Diese breiten sich mit Lichtgeschwindigkeit aus und enthalten, je nach Wellenlänge und Frequenz, eine bestimmte Menge verwertbarer Energie. (Die Schwingungszahl innerhalb eines bestimmten Zeitraumes nennt man Frequenz.)

Die Energie besteht aus kleinen „Paketen". Sie werden Photonen genannt. Photonen sind merkwürdige Gebilde; sie sind ein „Stück" von etwas, besitzen aber keine Masse. Sie sind Energieträger, besser gesagt „Energiequanten" des Lichts. Ihr Energiegehalt nimmt von den ultravioletten Strahlen zu den Wärmestrahlen hin ab. Die Energie eines Lichtquants (Photons) ist von der Wellenlänge des Lichts abhängig.

Das Magnetfeld der Erde

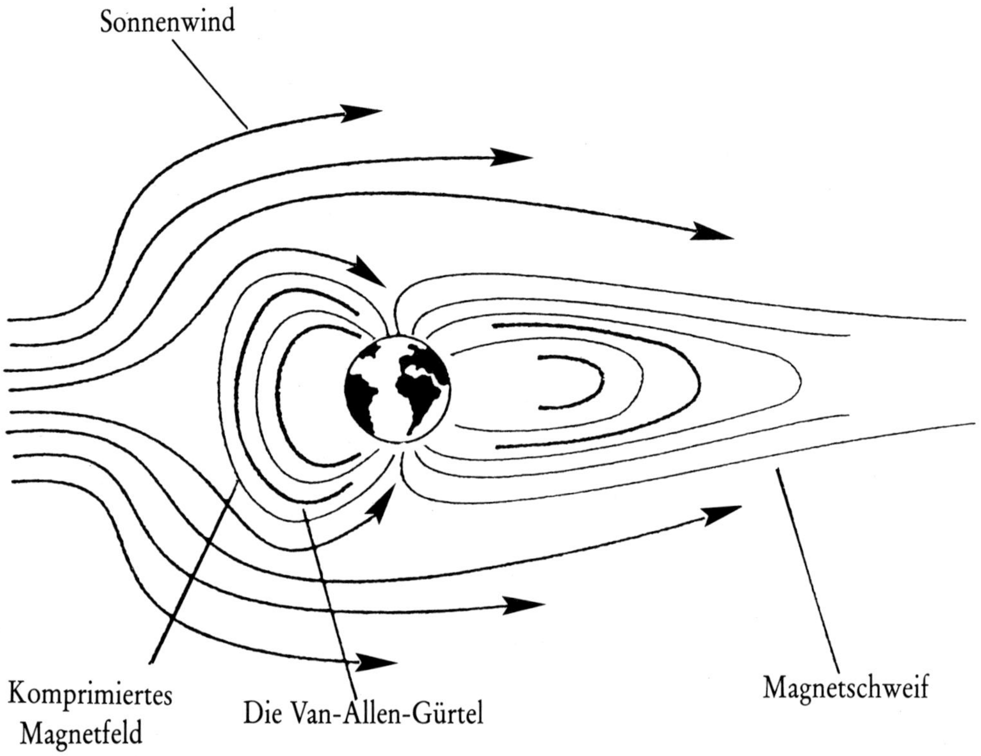

Die Magnetosphäre ist die komplexe Struktur des die Erde umgebenden Magnetfeldes, die durch die Wechselwirkung zwischen dem Magnetfeld der Erde und dem Sonnenwind entsteht. Die Wechselwirkung zwischen der Energie des Sonnenwindes und der Energie des Magnetfeldes der Erde führt zur Entstehung enormer elektrischer Ströme in Größenordnungen von Milliarden Watt. Dank der Magnetosphäre leben wir auf einer geschützten Insel in einem Universum voll unermeßlicher Kräfte. Ohne diesen Schutz gäbe es kein Leben auf der Erde.

Das Strahlungsfeld unseres Lebensraumes

Aus dem Zusammenwirken der kosmischen Wellenstrahlung und der Erdstrahlung ergibt sich durch strahlenoptische Resonanzen und Interferenzen das normale Strahlungsfeld unseres Lebensraumes. Dieses Strahlungsfeld durchdringt in größerem oder kleinerem Ausmaß jegliche Materie, einschließlich der Zellen von Pflanzen, Tieren und Menschen. Es ist mitbestimmend für die biologischen Prozesse.

Das Strahlungsfeld wirkt auf die mikrobiologischen Vorgänge in den Körperzellen, indem es die Ionisation bis hinein in die Nukleinsäuren in den Chromosomen beeinflußt, und zwar teils hemmend, unter bestimmten Umständen aber auch steigernd. Es spielen sich vielgestaltige Modulationen ab, die in der Umgebungsstrahlung einerseits und in der Chemie der Biosysteme andererseits unter gegenseitiger Wechselwirkung zustande kommen. Das Leben hat sich in langen Zeiträumen damit ins biologische Gleichgewicht gesetzt.

Sicher war die Erde, genau wie die Sonne, einmal eine glühende Kugel. Diese glühende Masse hat sich im Laufe der Jahrmillionen langsam abgekühlt und ist hierbei geschrumpft. Nach dem Prozeß der Abkühlung entstanden im Laufe der Zeit verschiedene Gravitationskräfte, die sich heute als atmosphärisches Umfeld um den Erdball, abgeschlossen mit dem Ozongürtel als Strahlungsfilter, darstellen.

Die besonderen Gravitationsverhältnisse der Planeten im Sonnensystem zueinander stellen ein ausgewogenes Polaritätsverhältnis zwischen dem „Yang“, analog dem „Pluspol“ des Magnetfeldes und andererseits der Entladung zum glühenden Erdkern, dem „Yin“, analog dem „Minuspol“ dar. Wir können uns auch vorstellen, daß die glühende Erdmasse ein Reaktor ist, der aus dieser Polarität zwischen Plus und Minus alles Leben auf dieser Erde beeinflußt.

Seit Tausenden von Jahren verstehen die Menschen des Ostens und Asiens das Leben unter dem Prinzip von Yin und Yang. Yin stellt den Minuspol und Yang den Pluspol dar. Zusammen erzeugen Yin und Yang Energie und bringen alle Lebens-Phänomene hervor.

In den letzten Jahrhunderten der kulturellen Entwicklung haben die Menschen auch die Naturphänomene beobachtet und wissenschaftlich erforscht. So haben sie herausgefunden, daß die allumfassende kosmische Energie aus Magnetismus entsteht, d.h. daß die Pole „Plus und Minus“ Schwingungen erzeugen, aus denen Energien entstehen.

Stellen Sie sich einen Magnetstab auf dem Boden aufrechtstehend vor! Vereinfacht gesehen, verhält sich der Energiefluß des Menschen genauso. Dies gilt auch für das magnetische Umfeld (beim Menschen die Aura).

Die Magnetfelddichte (Auradichte) resultiert aus der Magnetladung. Die Aura des Menschen (das nahe Umfeld) ist so verdichtet, wie die Kraft von Körper-Seele-Geist ausgestrahlt wird. Dies kann man nur durch ein positives Bewußtsein, Gedanken und Handlungen mit sich selbst und mit der Umwelt erreichen.

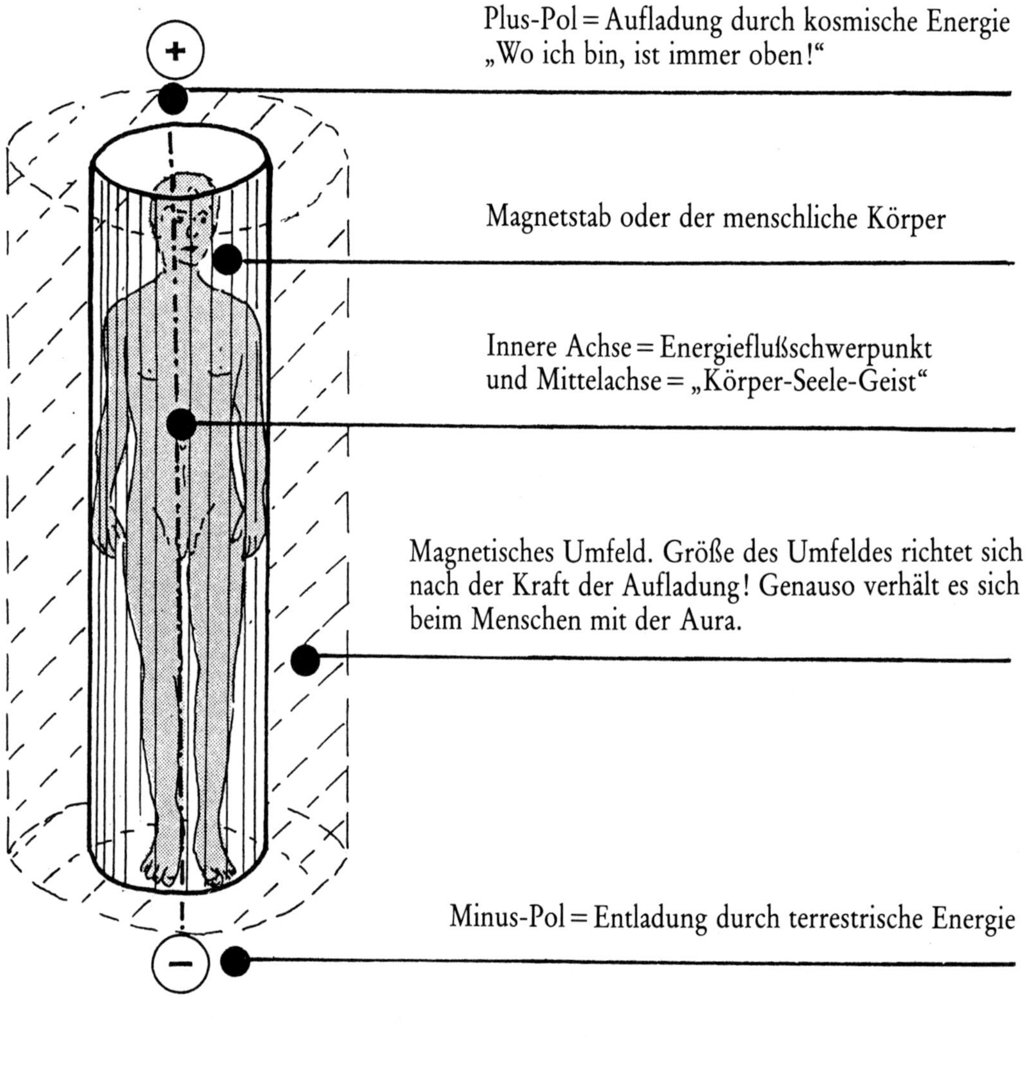

Plus und Minus

Alles, was durch die Polarität, durch einander ergänzende Gegensätze, also durch Plus und Minus schwingt, erzeugt Energie und damit Lebenskraft. Das beginnt beim Atom, wo wir den positiv geladenen Kern finden, der sich von der negativ geladenen Elektronenhülle unterscheidet. Dies setzt sich so fort bis in die Weiten des Universums, das von Licht und anderen Schwingungen erfüllt ist.

Auch jede einzelne Zelle in unserem Körper – er besteht aus über 100 Billionen Zellen – ist ein Träger der Lebensenergie. Die Plus-Pol-Spannung (+) des Zellkerns und die Minus-Pol-Spannung (–) der Zellhülle stehen bei der gesunden Zelle in einem ausgeglichenen Verhältnis zueinander. Jede einzelne Zelle ist ein kleines Kraftwerk, welches über die Fähigkeit verfügt, elektromagnetische Energie sowohl zur Übermittlung von Signalen an das Zentralnervensystem als auch zur Zellteilung bzw. Zellvermehrung einzusetzen.

Jede Zelle ist auch ein Daten- und Informationsspeicher. Hier sind nicht nur die Chromosomenketten unserer Erbfaktoren aufgereiht, sondern es sind weit darüber hinaus auch unzählig viele Daten aus unseren Lebensereignissen gespeichert. Man könnte auch vom Unterbewußtsein sprechen.

In unserem Körper haben wir ebenfalls Plus- und Minuspolung; dies ergibt fließende Körperenergien. In der Regel sind Hände, Füße, Augen und Ohren wechselseitig plus- und minusgepolt. Beim gesunden Menschen bewegt sich die Kurve in ausgewogenem Rhythmus von der pluspoligen Seite über die Null-Linie hinüber zur minuspoligen Seite. Aus Untersuchungen weiß man auch, daß körpereigene Energieschwingungen durch zwei Schaltsysteme gesteuert werden. Das eine Schaltsystem steuert die Tages-, das andere die Nachtaktivität.

Fließen die Energien nicht normal und ergeben sich disharmonische Schwingungen und Blockaden der einzelnen Zellen und Organe, können Krankheiten auftreten. Viele Krankheiten beginnen mit fehlerhaften, unharmonischen Schwingungen, die zu Fehlsteuerungen chemischer Vorgänge führen. Solange das Energiefeld ausgeglichen bleibt, kann sich der Körper gegen viele schädliche Einflüsse wehren.

Aus diesem Grunde sollten wir über ein genügendes Lebensenergiepotential verfügen. Je höher unser Energieniveau ist, desto leistungsfähiger ist auch unser Körper. Und von der Leistungsfähigkeit unseres Körpers hängt unsere Gesundheit, unser Wohlbefinden und unsere geistige Reaktionsfähigkeit ab. Wir sollten die uns zur Verfügung stehende Energie erfassen und kon-

Die materielle Physik erfährt ihre Grenzen. Die Einführung des Faktors Geist in die Physik war unumgänglich. Dies führte zur Entdeckung der kosmisch-energetischen Ebenen.

Energie geht nicht verloren. Auch wenn 100 000 Jahre vergangen sind. Diese feinstofflichen Energien sind mit geschultem Bewußtsein über Schwingungen abrufbar; natürlich nur über die entsprechenden Bewußtseinsebenen.

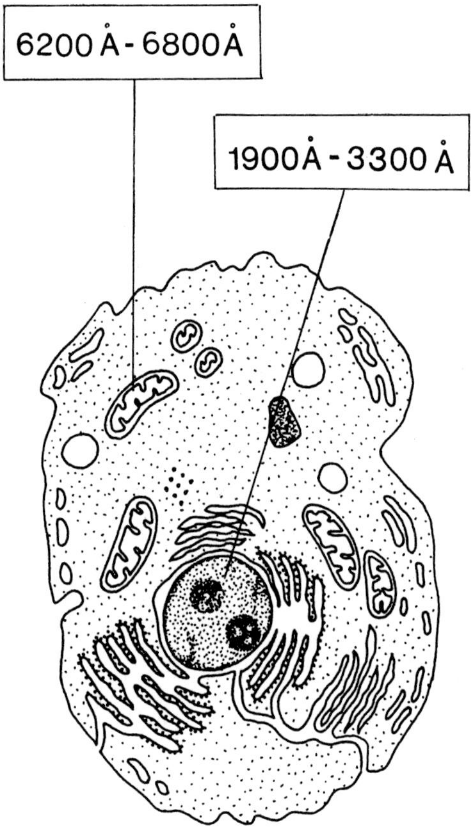

Die menschliche Zelle als Aussender elektromagnetischer Strahlung aus der Sicht russischer Biophysiker. Ihrer Meinung nach emittiert sie Radiowellen, hydrodynamische Plasmawellen aus dem Exzitonen- und Elektronenloch-Plasma, sichtbare und unsichtbare Lichtfrequenzen und Infraschallwellen.

Verschiedene Teile der Zelle emittieren verschiedene Frequenzen: wie aus der Abbildung ersichtlich, strahlt der Zellkern unsichtbares UV-Licht zwischen 1900 und 3300 Ängström aus, während die Mitochondrien (mit ihrer hohen Ionendichte) sichtbares rotes Licht emittieren (6200 und 6800 Ängström), das so schwach ist, daß spezielle Nachweismethoden erforderlich sind.

(Mit freundlicher Genehmigung Injuschin, W. W. & Tschekurow, P. R., Biostimulation through Laser Radiation and Bioplasma.)

trollieren lernen. Bei vielen Menschen funktioniert der Energiehaushalt des Körpers nicht optimal. Daher ist es sehr wichtig, daß sie sich intensiv mit dem Problem der Lebensenergie beschäftigen.

Hat der Körper ausreichend Energien, so regenerieren und erneuern sich die Zellen ständig. Ist der Körper jedoch energieschwach und ist dadurch die Widerstandskraft der Zellerneuerung erlahmt oder zusammengebrochen, dann degenerieren die Zellen und es kommt zu Mißbildungen bzw. Geschwülsten (Krebs). Das ist die wichtigste Erkenntnis der bioenergetischen Körperprozesse des Menschen.

Bioenergetische Ausstrahlung

Alle lebenden Systeme wie Menschen, Tiere und Pflanzen sind, wie wir bereits wissen, in ein Bioenergiefeld eingehüllt. Auch jede einzelne Zelle besitzt ein Energiefeld. Die Zellen haben auch ein Gedächtnis, d.h. sie können Informationen speichern. Diese Informationen können bei der ersten lebenden Zelle, und zwar schon bei der Zeugung, mitgegeben werden. Wenn sich eine Zelle in der Vergangenheit verletzt hat, dann registriert sie diese schlechten Erfahrungen mit all ihren Begleiterscheinungen wie Schmerz, Gefühl usw. in ihrem Datenspeicher. Durch innere und äußere Einflüsse kann die Zelle natürlich auch an die vergangene Verletzung erinnert werden. Unerwünschte Reaktionen, die sich zeigen, können sich als Druck, Schmerzen, Brennen oder sogar als Krankheit äußern. Solche Reaktionen fallen unter den Begriff „psychosomatische Krankheiten".

Die Zelle registriert nicht nur Verletzungen, Krankheiten und deren Schmerz. Ihre wichtigste Aufgabe ist zweifelsohne die Aufrechterhaltung des Betriebsprogrammes. Darin sind dann diejenigen Daten enthalten, welche die Funktionen der einzelen Zellen steuern. Aus verschiedenen Gründen können sich in diesem Datenspeicher der Zellen auch Fehler einschleichen. Solche Fehlinformationen manifestieren sich oft in Form von körperlichen Beschwerden und Krankheiten. **Befreit man die Zellen von diesen Störfaktoren, indem die Fehlinformationen in den feinstofflichen Datenspeichern gelöscht werden, ist der natürliche Selbstheilungsmechanismus des Körpers wieder voll aktiv und in der Lage, den für ihn optimalen Zustand herzustellen.** Über seine eigenen geistigen Ebenen und mit verschiedenen Schwingungseinheiten, die sich im Frequenzbereich der Beschwerden bewegen, können ganz bestimmte Informationen an die nicht mehr optimal funktionierende Zelle übermittelt werden.

Die Kirlian-Fotografie dokumentiert bioenergetische Zustände des Körpers. Die Messungen erfolgen an der Fingerkuppe. (Jeder Mensch hat ein eigenes, nicht wiederholbares Muster seiner Fingeradrücke.)

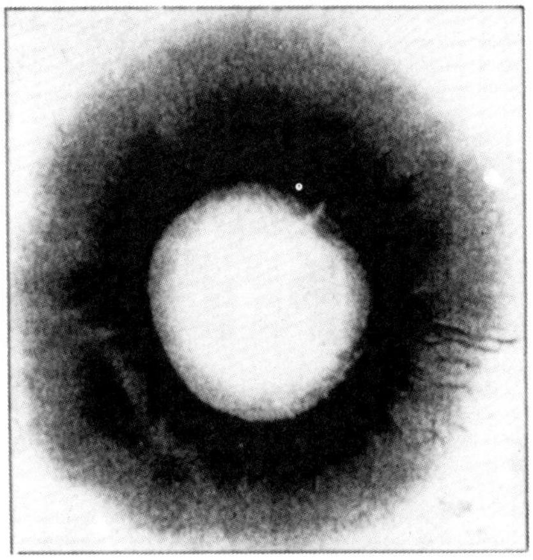

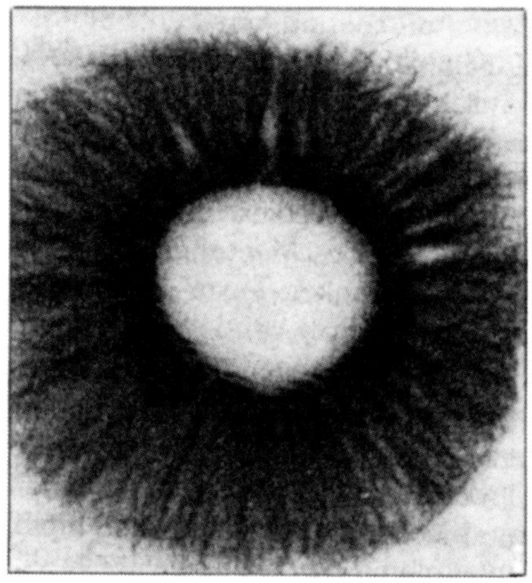

Strahlungen an der Fingerkuppe vor einer homöopathischen Therapie (oben) und nach der Therapie (rechts). ⟶

Die Fingerspitzen sind mit einer großen Vielzahl von Nervenzellen ausgerüstet. In allen Nervenzellen werden elektrische Potentiale erzeugt und weitergeleitet. Das Sendediagramm kann sowohl mechanische Schwingungen einzelner Blutzellen als auch elektromagnetische Schwingungen von der Funktion der Nervenzellen beinhalten. Die Bioenergie in der Fingerkuppen-Aura kann über das Wohlbefinden des Menschen Aufschluß geben.

Quelle: Raum & Zeit, Nr. 37, Dez./Jan. 1988/89, Ehlers Verlag München

Die neue biologisch-geistige Wissenschaft

Über Blütenextrakte oder Biotransmitter wie z.B. Bachblüten oder Aventurin-Tropfen usw. finden sich völlig neue Ebenen, um einem Körper harmonieausgleichende Schwingungen zu übermitteln. Die notwendige Information wird elektromagnetisch oder durch Blütenkonzentrate auf Substanzen aufgeschwungen oder mit geistigen Energien in Hochpotenz gebracht und dann dem Körper selbst über Schwingungen mit einer Bioantenne eingeschwungen. Das Verfahren ist technisch gesehen ähnlich dem Aufnehmen oder Bespielen einer Musikkassette. Auch dort werden Signale elektromagnetisch auf einen Träger aufgeschwungen. Der Träger ist in diesem Falle das Tonband.

Die Informationsüberträger funktionieren dann ausschließlich auf der feinstofflichen Ebene, ohne die geringste Spur einer grobstofflichen Wirksubstanz im Sinne der herkömmlichen Medikamente. Nebenwirkungen können dabei nicht auftreten. Hin und wieder hat es sich gezeigt, daß in verschiedenen Fällen die auch in der Homöopathie bekannten Erstverschlimmerungen eintreten können. Dies ist jedoch kein Grund zur Sorge. Es zeigt lediglich an, daß die Schwingungen wirken.

Natürlich müssen wir unterscheiden zwischen dem materiellen (grobstofflichen) Körper und dem geistigen (feinstofflichen) Körper. Dieser feinstoffliche Bereich ist unsichtbar und kann chemisch nicht erfaßt werden. Mittlerweile existieren aber schon einige technische Verfahren bzw. bioenergetische Testmethoden, die diesen Bereich sichtbar machen können. Dies sind u.a. Kirlian- und Aura-Fotografien, Bioresonanz-Verfahren sowie das Testen über die geistige Ebene von Menschen, die auch die notwendige bewußte und eingeübte Sensibilität besitzen.

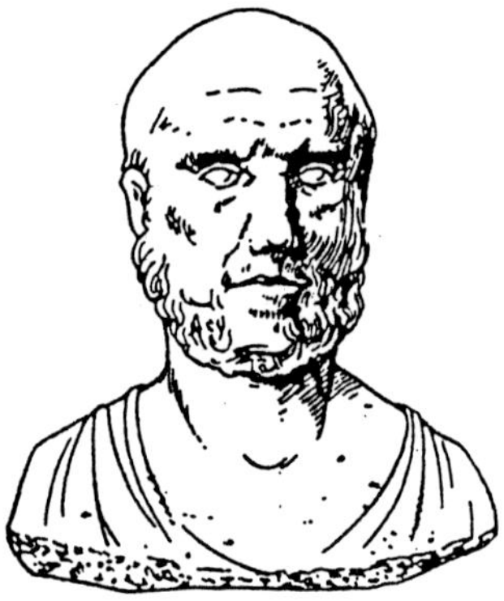

Der Krankheit geht eine Gleichgewichtsstörung voraus, eine mehr oder weniger schleichende Störung der Lebensharmonie, die sich in Zerschlagenheit, Mattigkeit, Appetitlosigkeit, Reizbarkeit, Schlafsucht und Schmerzen äußern kann. Wenn Krankheiten durch eine falsche Lebensweise entstehen, so können sie auch durch richtige Lebensweise wieder geheilt werden.

Hippokrates (460–377 v. Chr.)

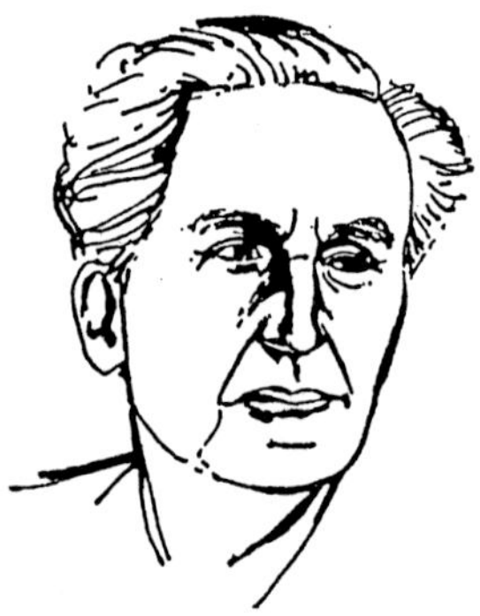

Wir haben es nicht mit Krankheiten zu tun, sondern mit falschen Lebensgewohnheiten. Schaffe diese ab, und die Krankheiten werden von selbst verschwinden.

Man heilt niemals eine Krankheit, sondern man heilt einen kranken Körper.

Man heilt einen kranken Körper nur dadurch, daß man seinen ursprünglichen Lebensrhythmus wieder herstellt.

Are Waerland (1876–1955)

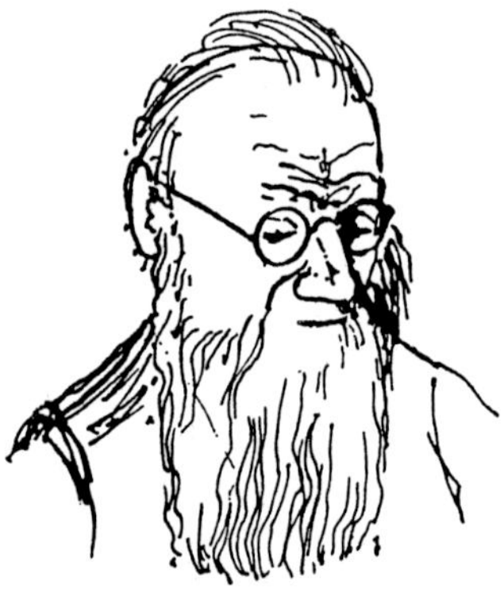

Die große Krankheitsursache liegt darin, daß der Mensch das natürliche Gefühl für seine Gesunderhaltung verloren hat.

Kräuterpfarrer Johann Künzle (1857–1945)

Naturheilverfahren stark gefragt

Nach neuesten Befragungen („Die Woche", Juli 1994) stehen 81 Prozent der Bundesbürger alternativen Heilmethoden positiv gegenüber; nur 10 Prozent lehnen Naturheilverfahren ab. Von verschiedenen Seiten wurde festgestellt, daß trotz aller Behinderungen und gesetzlichen Verboten mit der neuen gesundheitsgesetzlichen Abschaffung von uralt bewährten homöopathischen Naturheilmitteln sich eine wachsende Bedeutung der Naturheilkunde in der Medizin bekundet.

An den Universitäten in Ulm, in Berlin und München sind eigenständige Institute für Naturheilkunde aufgebaut worden. Dort sollen vor allem die noch sehr umstrittenen Wirkungen von Naturheilmitteln wissenschaftlich erprobt werden.

Die wissenschaftliche Billigung gegenüber Naturheilmitteln wird trotz ihrer derzeitigen Nicht-Beweisbarkeit immer größer. Man kann feststellen, daß sogar die klassische Homöopathie von der modernen Informationsphysik überholt wird.

Are Waerland, der bekannte Mediziner, Ernährungsreformer und Begründer des naturgemäßen Lebenssystems, schrieb schon vor über 50 Jahren in seinen Schriften: „Gesundheit ist keine isolierte Eigenschaft, die man ohne Anstrengung erlangt und etwa so verwahren kann, wie man eine Summe Geld in einem Geldschrank einschließt. Sondern sie ist etwas hochgradig Flukturierendes, Pulsierendes, Vibrierendes – ähnlich einem Orchester mit tausend Lebensfaktoren als Saiten, dem menschlichen Körper als Klangboden und der Menschenseele als Dirigent. An jedem einzelnen von uns liegt es, sein Orchester zu wählen, die Saiten der Instrumente zu spannen, den Taktstock zu ergreifen und das Ganze zu dirigieren. Die Musik, die jeden Nerv unseres Körpers vibrieren läßt, die unseren Sinn tagtäglich mit immer größerer Freude und vollkommener Harmonie erfüllen kann, die unserer Seele Flügel schenkt und unseren Geist über das Erdgebundene hier zu dem Zeitlosen, Ewigen erhebt, ist geistige und körperliche Gesundheit."

Die Informations-Physik in Diagnose und Therapie

Bis heute ist noch gar nicht abzuschätzen, welche Bedeutung die neue ganzheitliche Biotechnik im Rahmen der Informationsphysik auf Diagnose und Therapie haben wird. Untersuchungen an der Universität München beweisen, daß an der Tatsache feinenergetischer Einflüsse im Rahmen der informationsphysikalischen Wissenschaft und Forschung nicht mehr zu zweifeln ist. Damit ist offenkundig, daß alle pflanzlichen oder mineralischen Naturheilmittel bzw. homöopathischen Mittel mit ihren Niedrigpotenzen auf den Körper wirken. Diese Mittel lassen sich größtenteils über die Thymusdrüse auf den Körper anhaltend einschwingen. Niedrigpotenzen wirken ausschließlich auf den physischen Körper.

Hoch- bis Höchstpotenzen, die über eine Trägerflüssigkeit oder Quarzsand mit aufgeschwungenen Informationsfrequenzen eingeschwungen werden, können speziell auf die Psyche und damit regulierend auf Körper- und einzelne Organbelastungen wirken. Selbstverständlich ist es nach neuesten Erkenntissen möglich, chemisch-pharmazeutische Wirksubstanzen, die eine bestimmte Schwingungsfrequenz entwickeln, nicht über die Verdauungsorgane dem Körper zuzuführen, sondern wenn der Körper diese Energie und Information annimmt, über die Haut in bestimmten Organbereichen einzuschwingen. **Man weiß ja, daß Informationen durch Schwingungen übertragen werden können.** Es gibt also eine Möglichkeit, ohne stoffliche Eingriffe in den Körper, nur durch „Informations-Schwingung" zu harmonisieren.

Der menschliche Körper, mit seinem Unterbewußtsein, ist mit einem Computer vergleichbar. Einen Computer kann man mit Millionen von Informationen bzw. Daten speisen. Diese Daten kann man dann bei Bedarf über einen Bildschirm eingeben und mit elektrischen Impulsen wieder abrufen. Ebenso verhält es sich auch beim Menschen, indem er über geistige Impulse mit einem geübten Bewußtsein Daten aus dem Unterbewußtsein abruft oder speichert. Dieses neue Verfahren ist auf alle bioenergetischen geistigen, seelischen und besonders körperlichen Bereiche anwendbar.

Im Laufe seines Lebens werden Billionen von Daten mit geistigen Impulsen von der Zeugung bis zur Geburt und weiter im Laufe seines Alters gespeichert. Diese setzen sich zusammen aus Lernprozessen, Eindrücken, Ereignissen usw., aus jeder Sekunde seines Lebens. Und diese Informationen werden in allen Körperzellen gespeichert. Dies nennt man dann das Unterbewußtsein.

Erkennt der Mensch seine natürlichen Neigungen und Veranlagungen wieder, so ist er ganz sicher in der Lage, diese Informationen ins Bewußtsein zurückzuholen, indem er über die

Energie aus Schwingungen mit dem notwendigen Bewußtsein diese Informationen verstandesmäßig erfassen kann und ein „Überbewußtsein" entwickelt.

Die Bioantenne stellt hier eine Antenne zum Unterbewußtsein dar. Sind die Schwingungsdaten von Substanzen in das Unterbewußtsein (Computer) des Menschen eingegangen, so können bei entsprechender und richtiger Fragestellung alle Daten über die Schwingungen der Bioantenne angezeigt oder neu eingegeben werden.

Der Umgang mit der Bioantenne in Verbindung mit dem geistigen Pendeln ist sicher die natürlichste Form, um Informationen weiterzutragen und zu speichern. Leider werden die einfachsten und natürlichsten Techniken in Verbindung mit der Natur heute nicht mehr verstanden, weil unser Denken viel zu vernetzt und verfälscht ist. Wir sollten wieder mehr das Ganze der Natur sehen und uns als Teil der Natur erkennen. Im Grunde genommen sollte jeder Mensch mit einem Pendel umgehen können.

Was das Pendel bewegt

Versuche von Professor Tromp, in den Jahren 1946/47, an den Instituten für Physiologie und Physik der Universität Leiden in Holland, einer der ältesten Universitäten in Europa, bewiesen eindeutig, daß das Pendel von magnetischen Feldern beeinflußt wird – sowohl von elektrischen Strömen als auch von magnetischen Feldern. Durch Annäherung des Südpols eines Hufeisenmagneten an das Pendel konnte eine Abweichung erzielt werden, wobei das Experiment insbesondere gelang, wenn der Magnet über den Arterien der Hand des Pendlers gehalten wurde. Wie schon Cardin feststellte, bewegen sich die roten Blutkörperchen in Richtung des Südpols eines homogenen magnetischen Feldes, wenn diese sich in einer isotonischen Zuckerlösung befinden (Naturarzt 6/87).

Pendel oder Wünschelrute sprechen in der Hand eines sensitiven Menschen auf feinstoffliche Energien und Strahlungen an. Dies können kosmische oder terrestrische Energien sein. Bekannt sind beispielsweise die Strahlungen, die von Wasseradern oder Mineralvorkommen im Boden ausgehen.

Um Messungen an Menschen auf einfache Art vornehmen zu können, entwickelten die Verfasser im Jahre 1985/86 ein verblüffend einfach funktionierendes Gerät, das sie „Bioantenne" nennen. Mit ihrer Entwicklung knüpften die Autoren an den „Vitasensor" des Naturforschers Charles Waldemar und den „Biotensor" des Plasmaforschers Dr. Oberbach an. Jedoch nicht

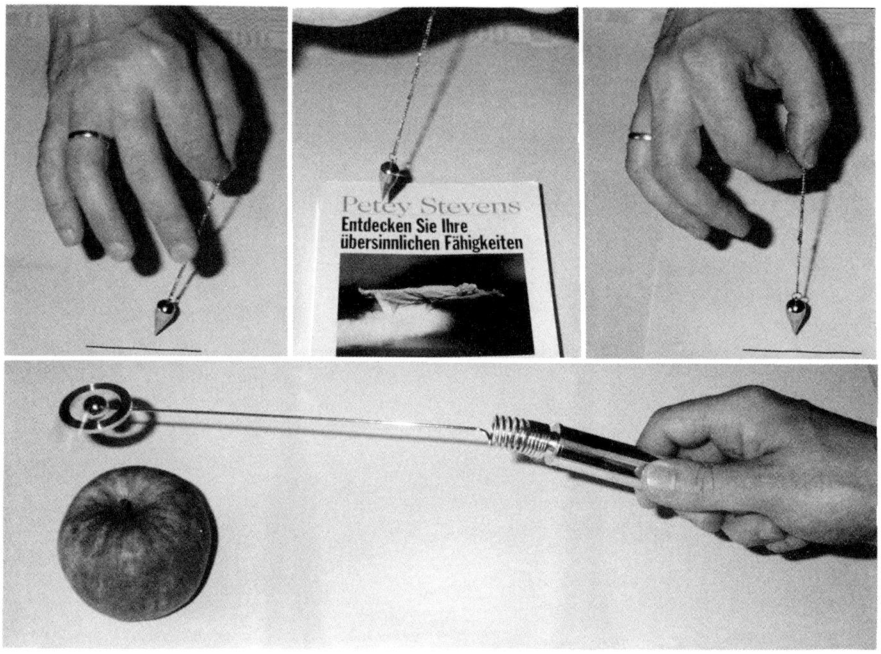

Tropfenpendel und Schwingkreispendel

mit einer sogenannten radiästhetischen Einhandrute, sondern als Schwingkreispendel, welches insbesondere bioenergetische Prozesse auslöst.

Der Unterschied der Bioantenne (Schwingkreispendel) zur Wünschelrute besteht darin, daß z.B. letztere bei sensitiven Menschen über eine feinstoffenergetische Reizzone durch die Fühligkeit beider Hände ausschlägt. Die Bioantenne aber bewegt sich ausschließlich über das Bewußtsein in Verbindung mit der Fühligkeit. Der Unterschied eines Tropfenpendels zur Bioantenne besteht darin, daß man in der Regel das Pendel über eine Wertungsskizze hält, um einen Pendelausschlag zu einem bestimmten Wert zu erhalten. Die Bioantenne dagegen bewertet ausschließlich die geistigen Ebenen klar gestellter Fragen über das Bewußtsein. Darüber hinaus kann man über die Schwingkreise Körperenergien aktivieren.

Vereinfacht gesagt handelt es sich bei der „Bioantenne“ um eine Kombination von Wünschelrute und Pendel, die leicht mit der Hand geführt werden kann. So hat der Therapeut die zweite Hand frei, um die Bioantenne beispielsweise als Diagnosegerät einsetzen zu können. Die Bioantenne ist daher die gehobene Stufe der radiästhetischen Hilfsmittel mit neuen Dimensionen

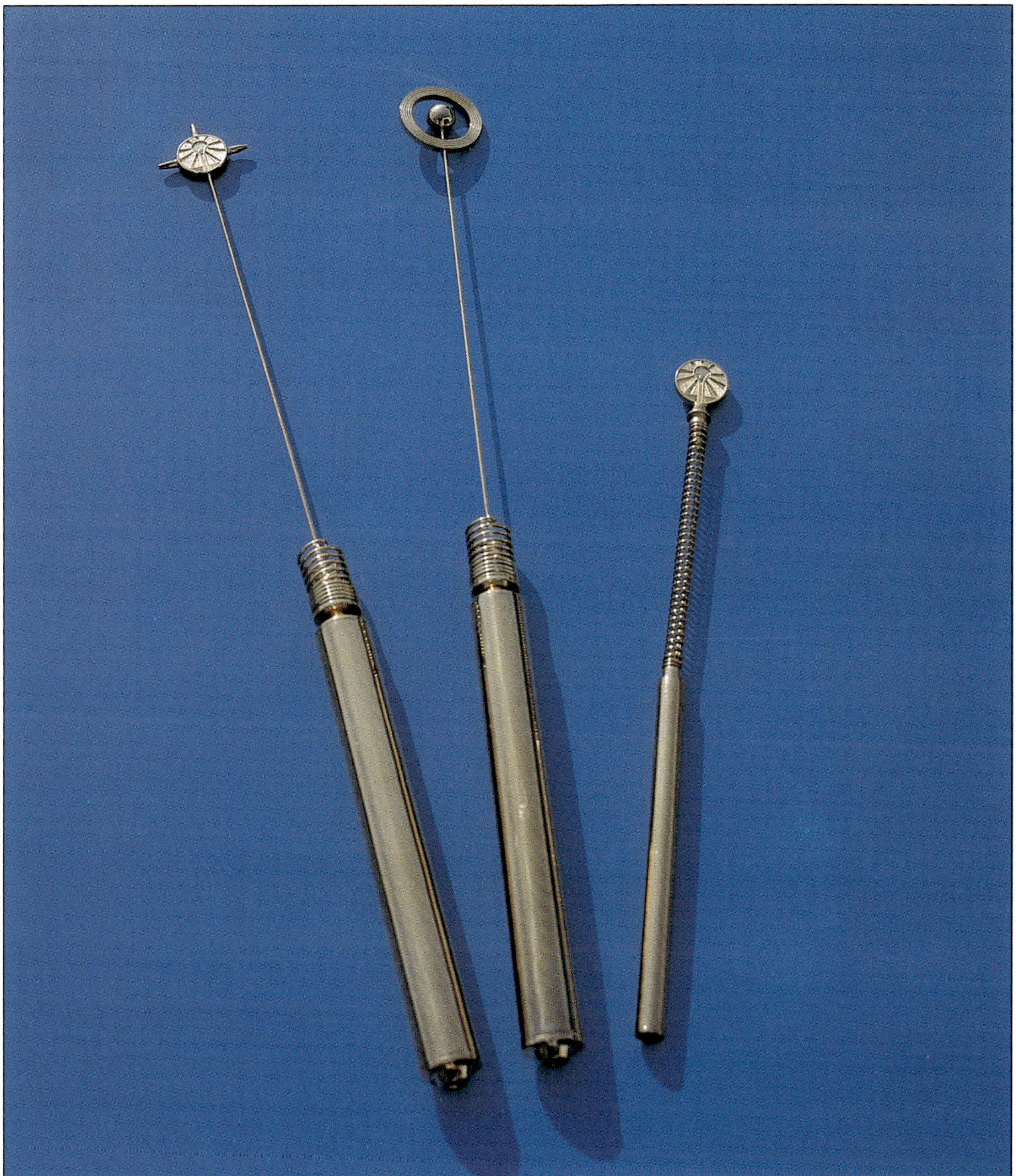

Drei Ausführungen der Bioantenne:
Stiftprägekopfantenne, Ringkugelkopfantenne und Taschen- bzw. Reiseantenne (von links nach rechts).

Einige Anwendungsmöglichkeiten der Bioantenne und des Yin-Yang-Energizers

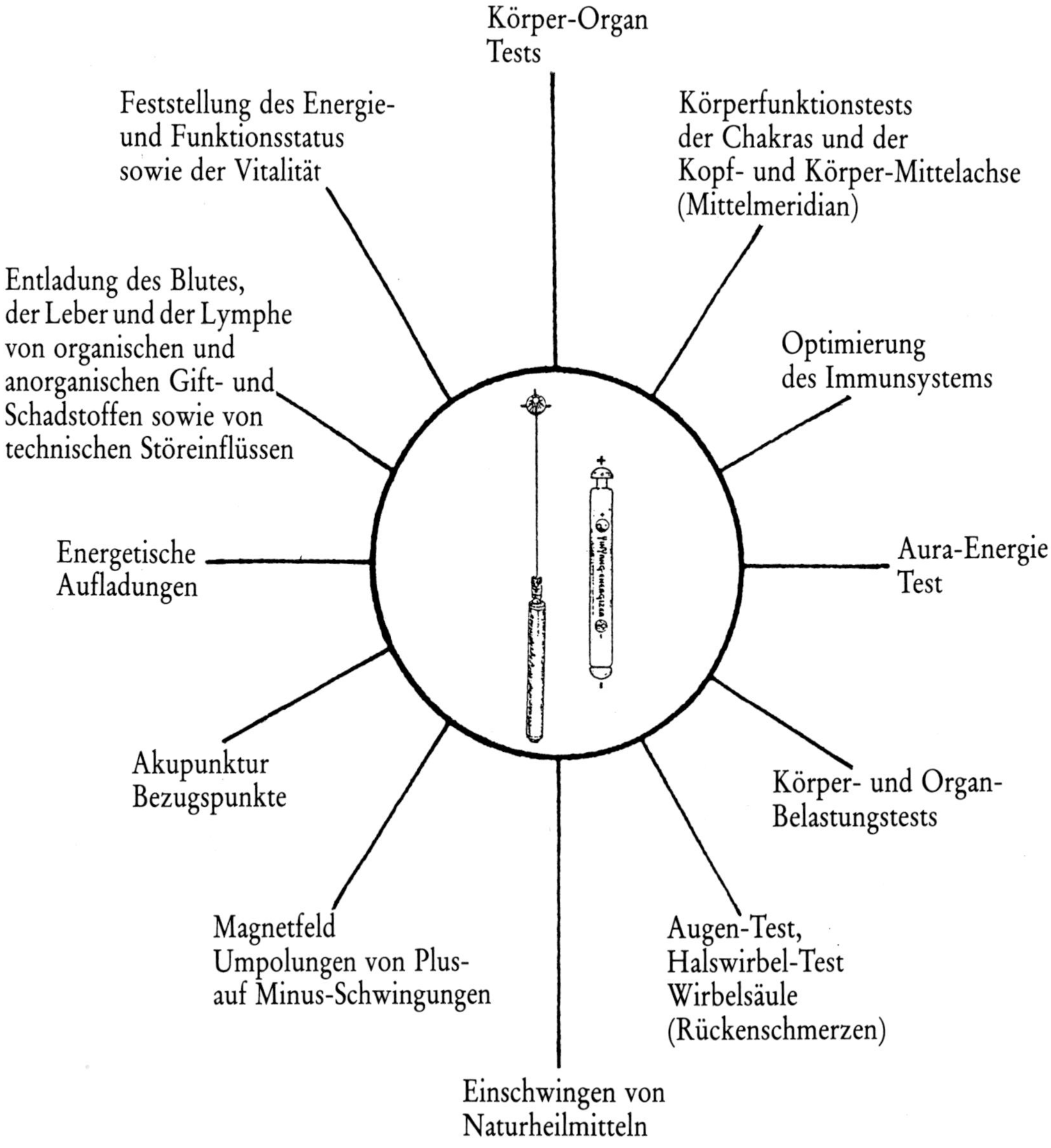

bis hin zur Bioenergetik, jedoch nur über die neue Bewußtseinsebene. Sie ist besonders vielseitig geeignet im Bereich des körperenergetischen, ganzheitlichen und medizinischen Pendelns. Mit der Bioantenne ist es auch möglich, das ethische Bewußtsein zu fördern und zu positivem Denken und Handeln anzuregen.

Die neue Entwicklung

Sicher kann hier nur ein ganz kleiner Abriß der Möglichkeiten aufgezeigt werden, die sich jeder tatsächlich mit der Bioantenne über sein Bewußtsein erarbeiten kann. Wer die Bioantenne zu seiner eigenen Erkenntnis im täglich rhythmischen Ablauf benutzt, kann selbst die verborgenen Fragen, die täglich vor ihm stehen, positiv beeinflussen. Doch nicht jeder, der mit der Bioantenne umgeht, wird eine gleichstarke Schwingung der Schwingspirale haben. Jeder muß sich jedoch seine eigene Individualität und Kreativität bewahren, indem er die Bewegungen der Bioantenne lesen und visualisieren lernt. Eine Schematisierung kann jedoch niemals erfolgen. Aus diesem Grunde werden die wissenschaftlichen Beweismethoden zur allgemeinen Anerkennung nicht ausreichen können.

Auf die Darstellung von Problemen wird jetzt nur ansatzweise hingewiesen. Dies alles wird dann ausführlich in den einzelnen Kapiteln besprochen. Erfahrene und geübte Pendler können mit der Schwingkreis-Bioantenne gegenüber dem Tropfenpendel wesentlich exakter und genauer, vor allem im geistigen Bereich, arbeiten; jedoch ist zu bemerken, daß niemals Pendelergebnisse hundertprozentig sein können. Nur mit dem Glauben, Vertrauen und ohne Selbstzweifel lassen sich optimale Ergebnisse erzielen.

Die Bioantenne kann Sie überall auf die richtige Spur bringen. Sie kann z.B. Ihnen über Ihr mentales Bewußtsein anzeigen, ob das Gemüse ungiftig und ob es frisch ist. Sie kann ebenso anzeigen, ob die Konserve einwandfrei und nicht mit chemischen Stoffen belastet ist, ohne beim Austesten das Glas oder die Dose öffnen oder anfassen zu müssen. Mit der Bioantenne können Sie sich auch Teesorten ermitteln, die für den Körper geeignet sind bzw. die der Körper nicht verträgt. Dies gilt auch für den Honig usw. Honig muß nicht immer verträglich sein, er kann Rückstände aus Spritzmitteln und aus chemischen Antibiotikas gegen die Varroakrankheit der Bienen enthalten oder zu hoch erhitzt sein.

Es können Beziehungstests zu verschiedenen Nahrungsmitteln gemacht werden, insbesondere auch Verträglichkeitstests. Auch Tests über geopathisch gestörten Schlafplätzen sowie das Auffinden aller elektro-magnetischen Umfeld- und Umweltbelastungen. Ebenso kann man auf einfache Weise die eigenen Zähne austesten. Wenn Entzündungsherde auf andere Organe ausstrahlen, so sind es unterschiedliche Metalle und insbesondere Amalgam, die den Körperenergiefluß, insbesondere das vegetative Nervensystem, häufig massiv stören. Auf diese und viele anderen Möglichkeiten wird noch im einzelnen näher eingegangen.

Viele praktizierenden Ärzte, Heilpraktiker und Veterinärmediziner benutzen die Bioantenne. Sie wird auch bereits in zahlreichen Arztpraxen, Bädern, gesundheitstherapeutischen Instituten, Pflegehäusern und Universitäten in fast allen Ländern Europas und anderer Erdteile benutzt.

Eine Bioantenne ist wohl das empfindlichste, zuverlässigste und billigste Gerät, ohne aufwendige Elektronik, mit dessen Hilfe man nach einer gewissen Trainingszeit, je nach Sensivität, Beziehungen zur Natur, zu Menschen, zu Nahrungsmitteln und zu Baustoffen herstellen kann. Auch chemisch-pharmazeutische Mittel, die in der Regel Abhängigkeiten und Nebenwirkungen auslösen, können durchaus nach diesem Prinzip ohne Schäden getestet werden. Nach Überzeugung der Autoren ist hier eine neue Entwicklung, im Zusammenhang mit der Informationsphysik, in Gang gesetzt worden.

Die Schwingkreis-Bioantenne

Die Bioantenne ist also ein außergewöhnliches Diagnosegerät. Wenn die Geisteshaltung, verbunden mit ethischen Werten, im Einklang ist, kann die Aussagekraft sehr zuverlässig sein. Sie ist ein Indikator und nur wirksam mit den Lebensfunktionen und der vegetativen Empfindungsfähigkeit des gesamten menschlichen Organismus.

Die Bioantenne sollte möglichst nur von einer Person benutzt werden, da sich die Antenne an das Schwingungspotential der Pendelperson gewöhnt. Es sollten keine Fremdschwingungen einwirken. Nimmt eine andere Person das Gerät, dann sollte die Antenne erst unter kaltes Wasser gehalten werden, damit alte Schwingungen entodet werden.

Die Bioantenne besteht aus vier Teilen: dem Handgriff, der Schwing- bzw. Schwingkreisspirale, dem Antennenkopf mit seinen empfindlichen Antennenspitzen bzw. Ringkugelkopf und der Abtastsonde.

Der Handgriff der Bioantenne hat eine wichtige Aufgabe als Übermittler zu erfüllen. Hier ist die Kontaktstelle der gesamten Handinnenfläche zwischen dem ganzen Menschenkörper und seinem Umfeld (Luft, Lebewesen, Erde), d. h. zwischen den lebenden Zellen (Haut + Sensoren) und der unbelebten Materie (leitendes Metall) maßgebend. Erst bei der Berührung des Griffes

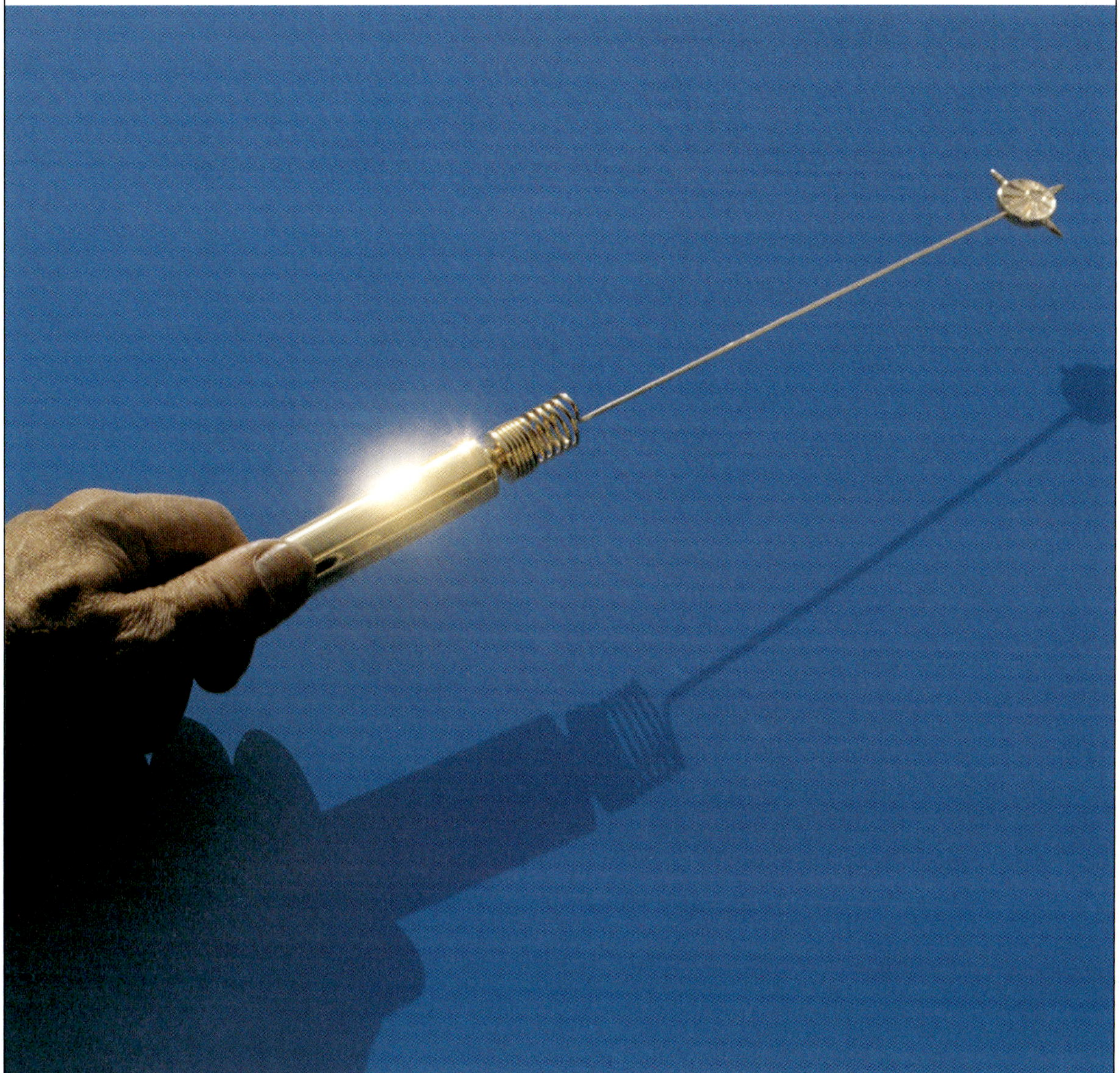

Die Schwingkreis-Bioantenne
Ein außergewöhnliches, empfindliches und zuverlässiges Test-, Diagnose- und Therapiegerät zur Umsetzung bioenergetischer Körperprozesse mit dem Yin-Yang-Energizer; (siehe folgende Seiten).

durch den Menschen setzen früher oder später die Aktivitäten der Bioantenne ein, jedoch nur in Verbindung mit der Energie seiner Gedanken. Unter der Vergoldung des Handgriffes wird anstatt Vernickelung eine aufwendige Bronzeschicht galvanisiert, um giftige Schwermetallresonanzen (Zink, Quecksilber usw.) vor allem bei sensitiven Menschen sowie Therapeuten nach Abnützung der Goldschicht zu unterbinden.

Der Antennenkopf funktioniert gewissermaßen wie ein Lautsprecher. Natürlich muß seine Sprache, die der Antennenkopf durch seine Bewegung sichtbar zum Ausdruck bringt, in Verbindung mit dem eigenen Bewußtsein verstanden werden. An den Bewegungen erkennt man, ob und wieviel Energie und Energieladung überhaupt vorhanden ist.

Mit der Abtastsonde, die über dem roten Kabel am unteren Griffende und in den Abtaststab eingestöpselt wird, können Sie u.a. abtasten, wo sich die Sensoren bzw. Akupunkturpunkte auf Ihrer Haut befinden. Dies kann speziell für Therapeuten hilfreich sein.

Das Kabel der Abtastsonde kann auch zum Abtasten von Fotografien und Schriftvorlagen sowie von Medikamenten, Lebensmitteln, Getränken, Wasser, Erde und Testflächen dienen.

Zur besonderen Beachtung für die Bioantenne

* Die hygienische Reinhaltung des Gerätes ist eine Voraussetzung für exakte Testergebnisse. Halten Sie den Griff öfters unter fließendes Wasser.
* Der Handgriff soll locker gehalten werden, die Finger/Fingerbeeren leicht um den Griff aufliegen lassen. Der Daumen liegt dem Zeigefinger gegenüber. Man sollte die Finger lose nebeneinander umschließend halten.
* Die Bioantenne niemals mit zwei Händen greifen, es könnte ein Kurzschluß entstehen.
* Die Füße dürfen beim geistigen Pendeln und bei Energieaufladungen nicht übereinander oder zusammengehalten bzw. berührt werden, da sonst ebenfalls ein Kurzschluß entstehen kann. Bei Entgiftungen oder Auflösungen von Energie-Staus (Energie-Entladungen) jedoch müssen sich die Füße unbedingt berühren.
* Wenn wir die Rotation und Schwingungen der Antenne stoppen wollen, z.B. bei zu heftigem Wirbel, oder wenn wir etwas anderes testen wollen, dann brauchen wir nur den 4. und 5. Finger oder den Daumen vom Handgriff abzuheben und der Antennenkopf steht still. Legt man danach die Finger an ihren alten Platz, so beginnt das Schauspiel der Impuls-Aktivitäten von neuem.

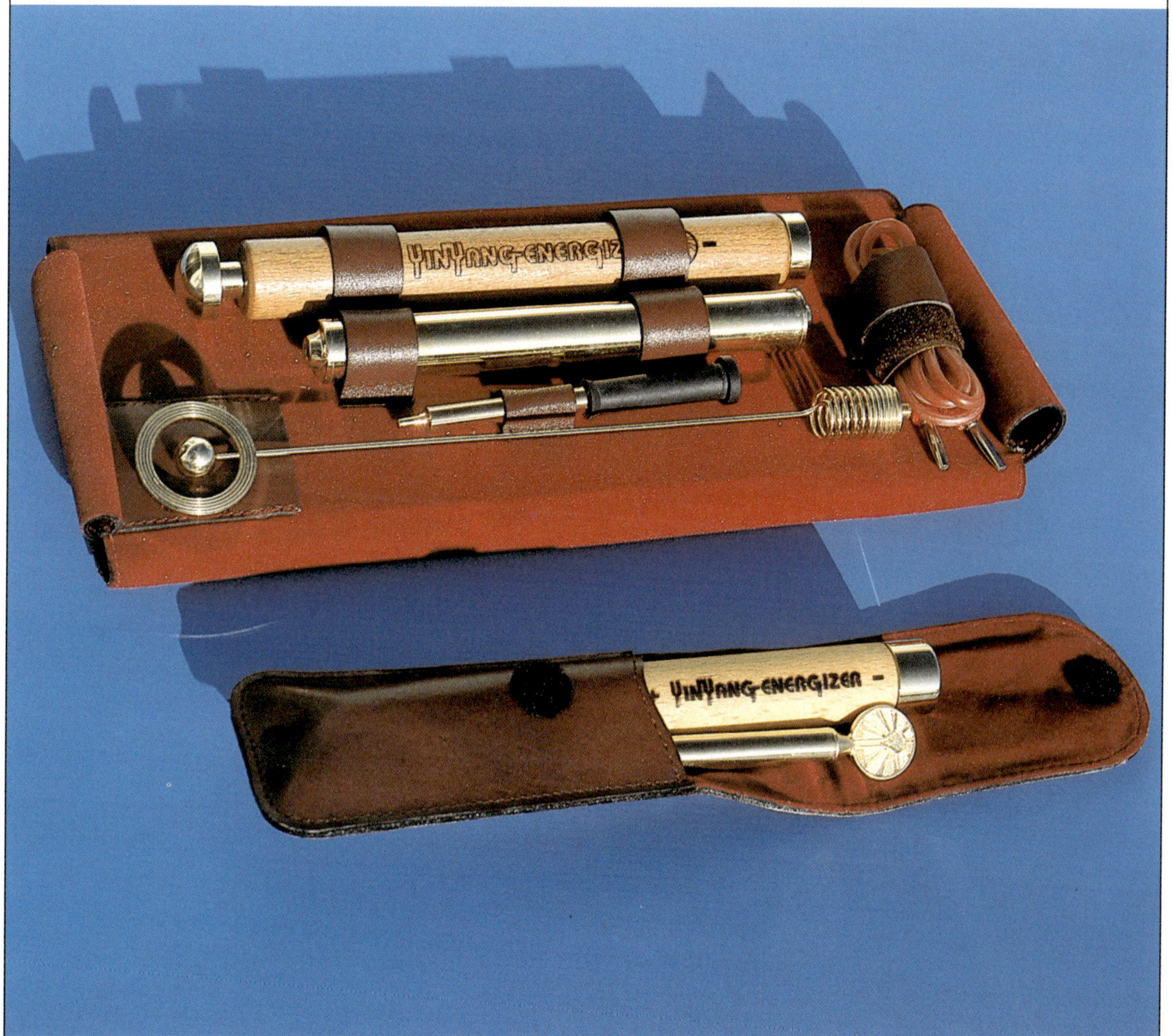

Bioantennen-Set und Ledertasche (oben)
Reiseset mit Lederetui (unten)

* Bei sehr sensitiven Personen könnte die Bioantenne jedoch immer noch stark drehen, wenn der Griff nur mit zwei Fingern gehalten wird. Hier empfiehlt es sich, die Hand mit der Schwingrichtung oder der Rotationsrichtung zu führen. Man sollte dann unbedingt über sein Bewußtsein die Schwingung dämpfen, wenn man an „Schwingungen dämpfen" der Bioantenne denkt. Alle Bewegungen der Bioantenne werden in ihrer Intensität über das Bewußtsein gesteuert.
* Schauen Sie die Prägung des Antennenkopfes an.
* Ein großes Areal von Nervenenden in der Haut befindet sich auf der Berghöhe des Handballens, den wir deshalb bewußt unten mit dem Handgriff in guten Kontakt bringen. Mit dieser Grifftechnik erhalten Sie die besten Resultate.
* Vor jeder Testung sollten Sie sich selbst auf den Zustand der Eigenenergie prüfen. Denn wenn diese Energie fehlt oder blockiert ist, sollten Sie zeitweilig die Bioantennen-Übung unterbrechen.

Das Wichtigste sind die Gedanken-Energien, denn die Bioantenne ist nur ein Anzeigegerät. Dieses reagiert nur mit dem entsprechenden persönlichen Bewußtsein. Die Übertragung der Resonanzimpulse an die Bioantenne durchläuft unseren ganzen Körper. Das ist auch der Grund, weshalb Energien zum Yin-Yang-Energizer ohne Verbindungskabel übertragen werden können. Sie sollten jedoch vornehmlich als Therapeut mit dem Verbindungskabel arbeiten, um sich selbst nicht zu sehr mit Fremdenergien zu belasten.

Verstandesmenschen sollten sich darauf trainieren, weitgehend abzuschalten, zu entspannen und, mental befreit, an die Testung heranzugehen. Sollte die Testung nicht funktionieren, können Sie eventuell den Sitzplatz wechseln. Ein Sitzplatz kann durch pathogene Zonen gestört sein und somit einen Kurzschluß der beiden Pole des menschlichen Körpers herbeiführen, wobei die Bioantenne stillsteht und keinen Ausschlag bekommt.

Grundübungen mit der Bioantenne

Halten Sie die Bioantenne in Ihrer Führungshand, dies ist z.B. bei Rechtshändern die rechte Hand. Die andere Hand halten Sie, die Finger gespreizt, glockenartig geöffnet nach oben. Beginnen Sie mit einfachen Testversuchen, um Erfahrung und Sicherheit zu erlangen, erst dann können Sie weitere Möglichkeiten ins Auge fassen. Durch Training kann jeder Mensch als Energiekörper den Umgang mit der Bioantenne erlernen.

Sie sollten sich immer zuerst selber kontrollieren, ob in Ihrem Körper genügend Energie vorhanden ist. Fehlt Ihnen Energie, können Sie zuerst das Brustbein mit der geballten Hand fest anklopfen. Sie können dann mit dem Yin-Yang-Energizer mit dem Pluspol auf der Thymusdrüse eine Energieaufladung vornehmen. Wenn die Chakra-Energien nicht vorhanden sind, können Sie diese mit dem Yin-Yang-Energizer rechtsrotierend aufladen. (Siehe Körperfunktionstest der Chakras.)

Bewegt sich der Antennenkopf zuerst nicht von selbst, so sind einige Gedankenblockaden vorhanden, Sie können dann mit einer gewollten Handbewegung den Pendelkopf anwerfen, bis Sie das Gefühl haben, daß er sich von allein bewegt. Normalerweise macht die Bioantenne auf eine bestimmte Frage eine Auf- und Abbewegung, wenn die Antwort positiv ist. Eine negative Antwort drückt die Bioantenne mit waagrechter Rechts- oder Linksbewegung aus. Durch Rotation nimmt die Bioantenne Energie aus der Umwelt auf oder führt Energie in sie ab. **Rechte** Rotation entspricht einer Energieaufladung, **linke** Rotation leitet erhöhte oder schlechte Energie ab. Kommt die Rotation der Bioantenne zum Stillstand, so ist der Auf- bzw. der Entladevorgang abgeschlossen.

Nach einem systematischen Selbsttraining oder durch fachliche Hilfe lassen sich bisher nicht bekannte körperenergetische Störungen normalisieren. Mit der Bioantenne und dem Yin-Yang-Energizer kommen Sie in eine neue Dimension des Therapierens von homöopathischen, mineralischen und pflanzlichen Schwingungspotentialen durch Einschwingungen über die Haut in den Körper, nicht wie üblich durch Einnahme von Mitteln über den Magen in die Blutbahnen. Auch Körperaufladungen und blutelektrische Überlastungen lassen sich, wie schon gesagt, entladen.

Nach einer gewissen Übungszeit rotiert die Bioantenne automatisch bei Einbeziehung des Yin-Yang-Energizers. Die Hauptladungspunkte am menschlichen Körper sind Thymusdrüse,

Bauchnabel, Kehlkopf und Halswirbel. Belastungspunkte sind solche, die Schmerzen verursachen. Diese Schmerzen können mit dem Yin-Yang-Energizer weitgehend gemildert werden, so daß Energien wieder frei fließen können.

Die Technik des Fragens

Entscheidend ist die genaue Formulierung der Frage. Jede Frage, die nicht ganz exakt gestellt ist, kann zu Fehldeutungen führen. So dürfen Sie bei der Fragestellung nie fragen: „Was fehlt der Person ABC, oder ist dieses Problem so oder so zu betrachten?" Sie müssen z.B. fragen: „Welche Organe sind bei der Person ABC energetisch belastet?" Wenn Sie diese Organe gefunden haben, müssen Sie weiter fragen: „Wie stark ist in Prozenten ausgedrückt die Leberbelastung? Ist die Schilddrüse belastet?" Dann fragen Sie nach dem Grad der Belastung und ob sie negativ oder positiv (Über- oder Unterfunktion) belastet ist.

Auch bei der Therapie müssen Sie so exakt wie möglich fragen und sich mit den Fragen langsam vortasten: wo oder wie finde ich das wichtigste Mittel? Nachdem Sie eine Auswahl gefunden haben, testen Sie das zur Zeit wichtigste Mittel aus. Haben Sie das Mittel einwandfrei gefunden und kontrolliert, das heißt über den Namen des Mittels noch einmal nachgefragt: „Ist es dieses Mittel?" Worauf die Antenne mit ja oder nein antworten kann. Damit sollten Sie sich noch nicht zufrieden geben. Sie müssen noch weiter fragen: „Wird noch ein weiteres Mittel benötigt?" Sie fragen weiter: „Wo finde ich dieses Mittel?" Und dann beginnen Ihre Fragen wieder von vorn, falls ein zweites oder gar ein drittes Mittel nötig ist.

Bei der Technik des Fragens gibt es eigentlich keine Grenzen, wenn die Grenzen der Ethik nicht verletzt werden. So kann man pathogene (krankheitsverursachende) Erdstrahlen, Magnetfelder, Globalstrahlen und atmosphärische Umwelteinflüsse feststellen. In der heutigen Zeit gibt es eine große Zahl neuer technischer Störstrahlungen durch Sendeanlagen oder Starkstromeinrichtungen, deren Belastungen man in Räumen, Gebäuden und der Umwelt abfragen kann. Zu erwähnen sind die nicht minder pathogenen Ausstrahlungen und Ausdünstungen unnatürlicher Baustoffe, Klebe- und Bindemittel sowie die heimtückischen Schwermetalle und Gifte.

Grund-Übungen

Hier sind zunächst die fünf Schwingungsaussagen der Bioantenne, welche Sie in Ihrem Unterbewußtsein verankern oder wie bei einem Computer einspeichern sollten:

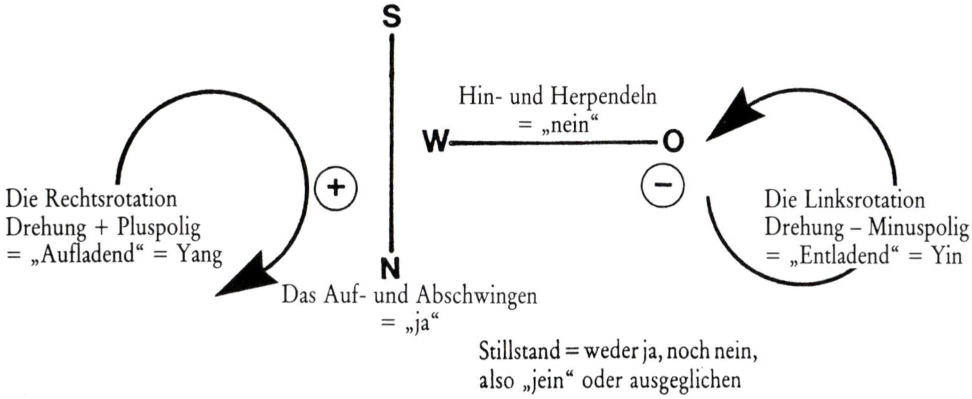

Die Technik des Fragens

Beim Beziehungstest muß die Bioantenne zwischen zwei Beziehungen, z. B. zwischen Personen, Arzneien, Lebensmitteln usw. gehalten werden.

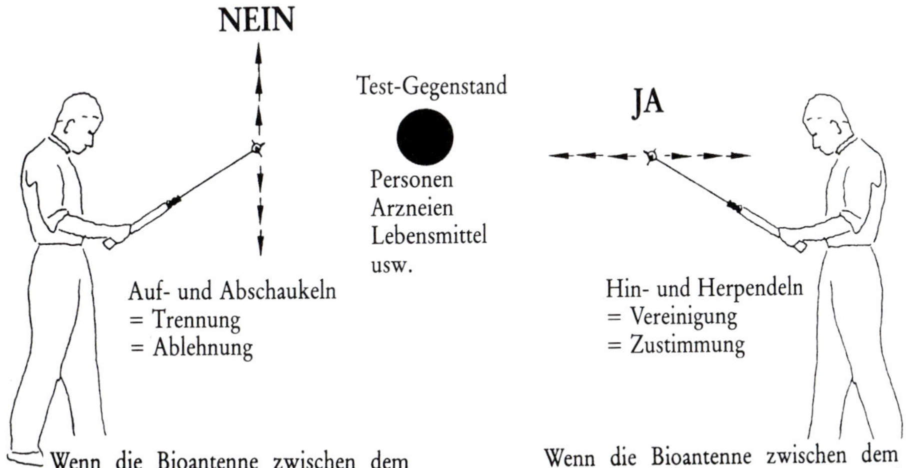

Wenn die Bioantenne zwischen dem Körper und dem Gegenstand „Auf" und „Ab" schwingt, wenn sozusagen eine unsichtbare Wand entsteht, also keine Verbindung besteht, bedeutet dies Ablehnung.

Wenn die Bioantenne zwischen dem Körper und dem Gegenstand „Hin" und „Her" schwingt, bedeutet dies eine Verbindung und damit Zustimmung.

Stillstand
= Passivität
= ausgeglichene Polung;
der Körper braucht z. B. das Testmittel nicht.

Der Yin-Yang-Energizer

Der Yin-Yang-Energizer ist seit fünf Jahren eine eigene Entwicklung und Konstruktion vom Verfasser, Dipl.-Ing. Hardy Burbaum. Er wurde speziell für die Selbsthilfe zur körperenergetischen Auf- und Entladung entwickelt, im Zusammenhang mit der Bioantenne als Zusatzgerät. In dem Holzrohr des Energizers befindet sich eine geistig mit Schwingungen dynamisierte Energiequelle. Der Pluspol dient zur Aufladung und der Minuspol zur Entladung von Körperbelastungen oder Überbelastungen des Körpers.

Über die aufladenden rechtsdrehenden Schwingungsrotationen der Bioantenne wird die Energie der Körperzellen durch die körpereigenen Schwingungen in entsprechenden Frequenzen gebündelt. Dadurch können die Bereiche der belasteten Organe des Körpers aktiviert werden. Bei Körperbelastungen kann man also mit den körpereigenen Schwingungen, die durch die Bioantenne ausgelöst werden, Schwingungen über den Yin-Yang-Energizer auf den Menschen und im Menschen mit all seinen Organen, Geweben, Knochen und Körperflüssigkeiten übertragen.

Nach der einfachsten physikalischen Formel – **Energie entsteht durch Schwingungen und diese wiederum aus Polarität** – werden auf dem Wege der feinstofflichen Energien im menschlichen Körper Blockaden aufgelöst bzw. entladen. Dies kann geschehen bei Organüberlastungen, wie Übergiftungen bestimmter Organe oder zu hohem Augendruck bzw. zu hoher technischer Aufladung des Blutes. Mit dem Energizer werden also über den Plus- bzw. Minuspol Energien durch die Schwingungen der Bioantenne auf- bzw. entladen.

Diese Entladung kann jedoch erst dann funktionieren, wenn eine Person, die diese bei sich oder bei anderen Menschen ausführt, selbst keine allzugroßen energetischen Blockaden hat, und wenn die emotionale rechte Gehirnhälfte zumindest energetisch in einem ausgewogenen Verhältnis zur linken Gehirnhälfte steht. Das heißt, die mentale bzw. emotionale Ebene sollte im Einklang zur logistischen bzw. rationalen Ebene stehen. Schließlich ist es wichtig, daß diese natürliche Methode ohne Skepsis selbstsicher durchgeführt wird.

In der Praxis sieht es so aus, daß es in vielen Fällen möglich sein kann, Menschen, die z.B. von starken Rückenschmerzen durch Bandscheibenvorfälle geplagt sind, nicht nur von Schmerzen zu befreien, sondern auch das flexible Gebilde der Bandscheiben so mit Energie zu versorgen, daß es seine normale Lage zwischen den Wirbeln wieder einnimmt und damit aufs neue belastbar wird.

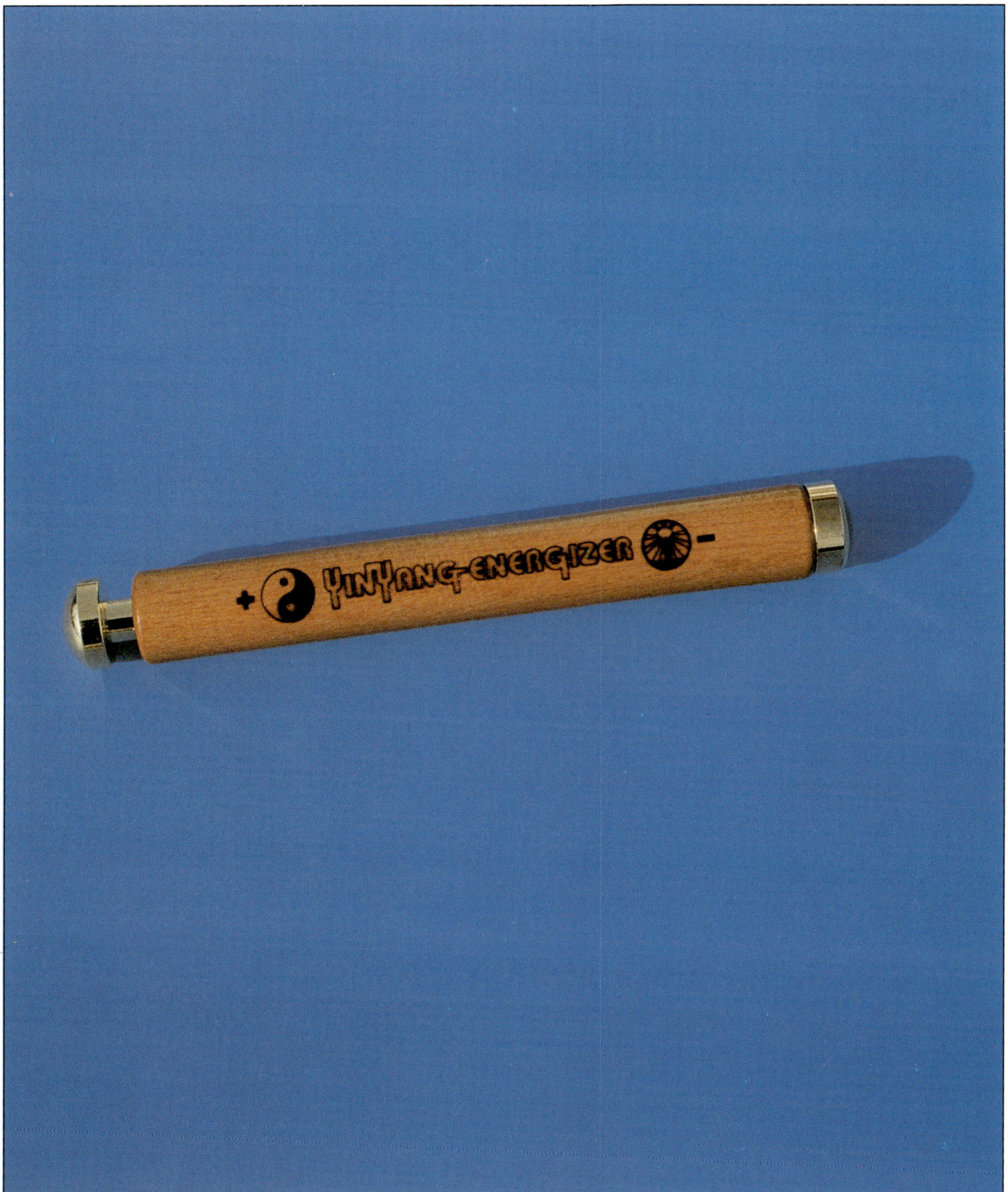

Der Yin-Yang-Energizer

Wenn der menschliche Organismus über das zentrale Nervensystem Energie benötigt, ist diese vornehmlich im Bereich der Thymusdrüse oder belasteter Organe aufzuladen. Es können auch Energiestaus einzelner Organe aufgelöst werden. Man kann zu hohe elektrische Aufladungen des Blutes, wie dies in der heutigen technischen Zeit durch elektrische Bestrahlung z.B. am Arbeitsplatz häufig vorkommt, mit dem Minuspol entladen.

Der sogenannte Elektrosmog kann Körperstreß hervorrufen. Nicht nur psychische Belastungen, sondern auch abnormer Blutdruck, zu hoher Blutzucker, Rheuma, Immunschwäche usw. können durch Elektrosmog ausgelöst werden. (Siehe G. A. Ulmer: „Krank durch Wellen- und Elektrosmog".)

Die Auf- und Entladungen mit dem Yin-Yang-Energizer können nur stattfinden, wenn die Bioantenne entsprechende Schwingungsrotationen ausführt. **Die rechte Rotation entspricht der Energieaufladung zur Lösung von Blockaden; die linke Rotation entspricht der Energieableitung von anorganischen bzw. von organischen Giften und Schadstoffen.** Kommt die Bioantenne nach der Rotation zum Stillstand oder schwingt auf und ab, so ist der Auf- bzw. Entladevorgang abgeschlossen. **Die jeweilige Therapiedauer und Therapiehäufigkeit sollte mit der Bioantenne getestet werden.**

Es ist bekannt, daß der menschliche Körper eine Unzahl von Energiebahnen hat, die aus verschiedenen Gründen blockiert sein können und damit Organbelastungen hervorrufen. Solche Punkte kann man über das Bewußtsein mit dem Yin-Yang-Energizer (der „sanften Akupunktur") und den auslösenden Schwingungen der Bioantenne erfolgreich behandeln. Es gibt einige hervorragende Akupunktur-Bücher, wonach man relativ einfach Punkte oder Zonen finden kann.

Bedienungsanleitung für den Yin-Yang-Energizer

Der Yin-Yang-Energizer hat einen Aufladungspol; das ist die Goldkappe mit einem Abstand von 10 mm vom Holzstab und eine seitliche Einsteckóffnung für den Stecker. Die Buchse ist für den Stecker des zur Bioantenne gehörenden Abtastkabels gedacht. Die Verbindung mit der anderen Steckerverbindung des Abtastkabels, der in den Boden des Bioantennen-Handgriffs gesteckt wird, soll bewirken, daß man auf direktem Wege über Schwingungen Akupunkturpunkte und Energiebahnen des Körpers mit Energie aufladen kann. Zur Verstärkung kann man den Daumen der Haltehand auf dem unteren Minuspol bzw. Entladungspol auflegen. Der Pluspol dient, wie bereits erwähnt, u.a. zur Aufladung und zur Auflösung von Blockaden.

Aufladung der Körperenergie

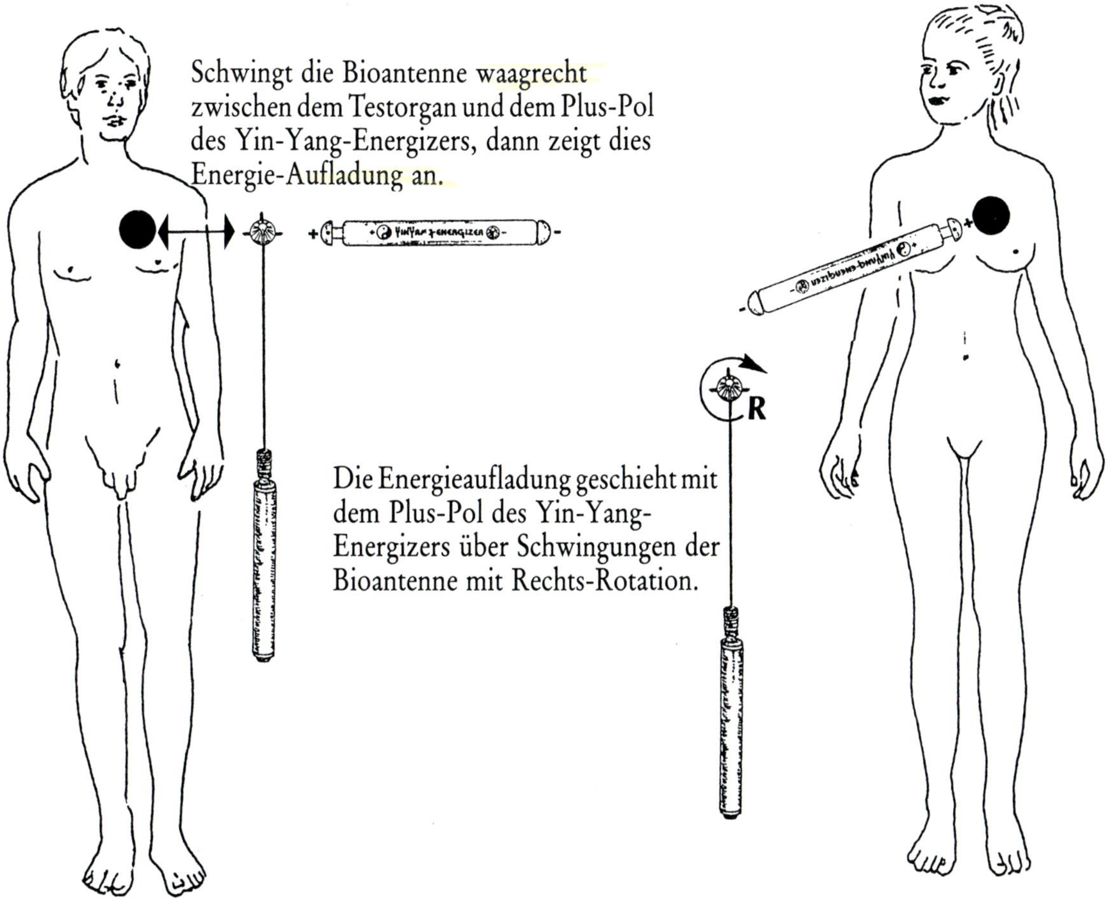

Schwingt die Bioantenne waagrecht zwischen dem Testorgan und dem Plus-Pol des Yin-Yang-Energizers, dann zeigt dies Energie-Aufladung an.

Die Energieaufladung geschieht mit dem Plus-Pol des Yin-Yang-Energizers über Schwingungen der Bioantenne mit Rechts-Rotation.

Wollen Sie ein Organ testen (z.B. das Herz) und die Bioantenne rotiert links herum, dann ist der Energiefluß des Organs ohne Belastung, also biogen.

Rotiert die Bioantenne rechts herum, wird ein Energiestau, d.h. eine möglicherweise schmerzliche Belastung angezeigt. Der Energiefluß ist blockiert und die Funktion ist durch Entzündungen gestört, also pathogen.

Vielfach läßt sich mit dem Yin-Yang-Energizer und durch die gleichzeitige Reaktion der Rechts-Rotation der Bioantenne dieser Energiestau auflösen. So kann nach mehrmaliger Behandlung die Energie-Blockade aufgehoben werden.

Mit dem Abtastkabel können Sie eine direkte Verbindung zur seitlichen Buchse des Plus-Kopfes des Yin-Yang-Energizers herstellen, um Energie durch die Körperreaktion über der rechts- oder linksrotierenden Bioantenne aufzuladen (Plus-Kopf – Rechtsdrehung) oder zu entladen (Minus-Kopf – Linksdrehung).

Ebenso kann das Kabel Therapeuten helfen, durch die Umleitung über das Kabel weniger feinstoffliche Fremdenergie aufzunehmen. Natürlich können Therapeuten auch Probanden den Yin-Yang-Energizer direkt zum Selbsthalten auf betreffenden Punkten in die Hand geben.

Mit der an dem Holzstab direkt angeschraubten Goldkappe kann man energetisch überladene und giftbelastete Organe über die Haut entladen. Als Hauptmerkmal der umfangreichen Möglichkeiten bietet sich auch die Entladung des menschlichen Körpers von technischen und elektrischen Schwingungen an, die durch Umfeld- und Umweltbelastungen entstehen.

Eine elektrische Aufladung des Blutes durch hoch- bzw. niederfrequente technische Strahlen kann man insofern verändern, indem man den Minuspol auf die Thymusdrüse hält und die linksrotierenden Schwingungen der Bioantenne bis zum Stillstand abwartet. Wichtig dabei ist, daß sich bei allen Entladevorgängen die Füße grundsätzlich berühren sollten. Zuvor können Sie einen Bezugstest vornehmen zwischen der Thymusdrüse und dem Minuspol des Yin-Yang-Energizers. Sie halten den Energizer ca. 15 cm vom Körper und dazwischen die Bioantenne. Schwingt der Antennenkopf zwischen dem Minuspol und dem Körper hin und her, so will der Körper entladen werden. Trennt dagegen der Antennenkopf (durch Auf- und Abschaukeln) zwischen diesen Polen, so benötigt das Blut keine Entladung. Wichtig bei der Entladung ist, daß das Bewußtsein auf die elektrische Blutentladung konzentriert wird.

Des weiteren kann man die Leber, als Katalysator des Körpers, von Überlastungen entladen. So kann man auch die Leber entgiften, wenn diese durch starkes Rauchen, Alkoholgenuß, Drogen, Medikamente und schwermetallische Vergiftungen überladen ist. Grundsätzlich sollte man jedoch vorher testen, ob ein Organ energetisch aufzuladen ist, bevor dieses entladen werden kann.

Dies funktioniert wie folgt: Fragt man die Leber nach den jeweiligen Giften ab und die Bioantenne schwenkt waagrecht „links“ und „rechts“, so sagt sie uns „nein“, – keine Entladung von Giften. Schwingt die Bioantenne „auf“ und „ab“, so sagt sie uns „ja“, Entladung von Giften. Nicht nur die Leber, sondern auch der ganze Körper mit seinen Zellen kann über die Thymusdrüse und über die Lymphknoten, das Gehirn, die Nieren und Nebennieren über den Abfrage- und Beziehungstest entladen werden.

Entladung von Fremdenergien

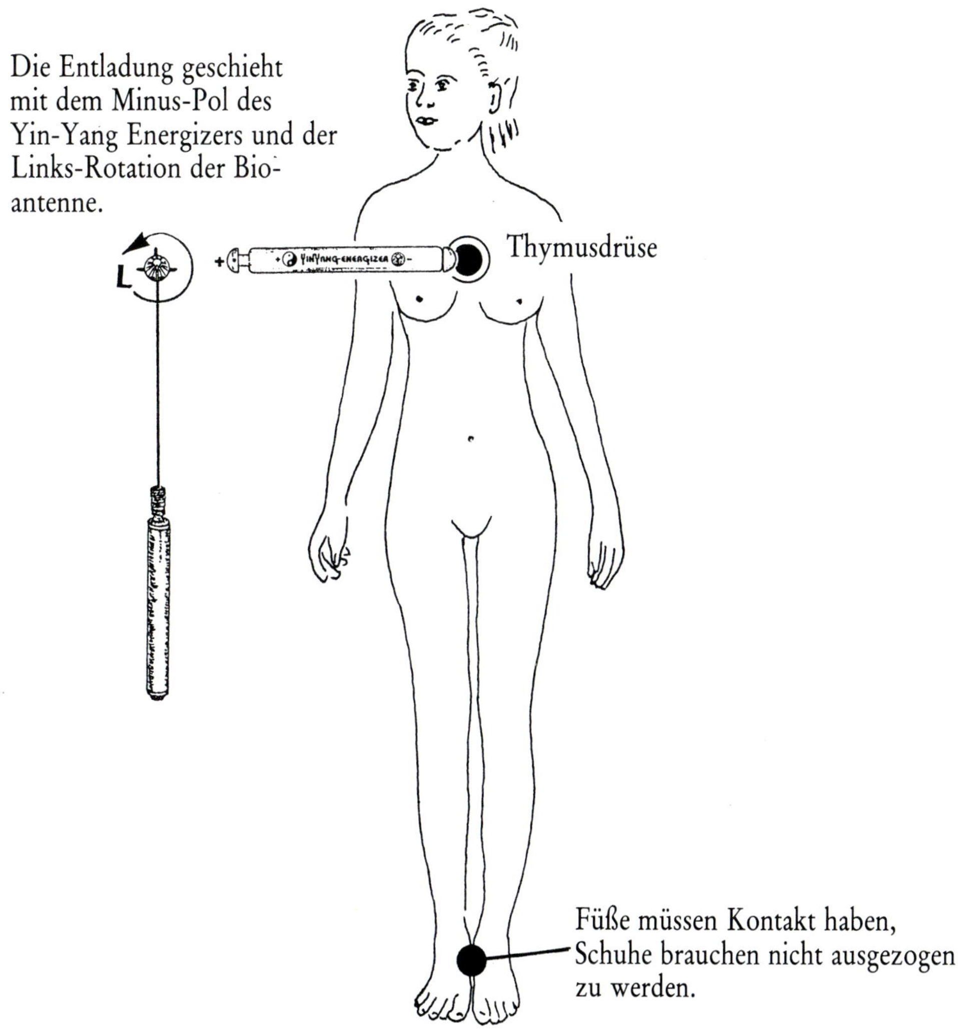

Wichtig:
Bei sämtlichen Entladungsvorgängen mit dem Minus-Pol des Yin-Yang-Energizers und der entsprechenden LinksRotation der Bioantenne müssen die Füße zusammengestellt sich berühren.

Ist das Immunsystem schwach, so hält man den Yin-Yang-Energizer auf die Thymusdrüse und läßt die Bioantenne gleichzeitig so lange aufladend rechts drehen, bis sie von selbst stillsteht. Das Immunsystem wird sich bei entsprechender Behandlung merklich verbessern.

Jeder Benutzer der Bioantenne und des Yin-Yang-Energizers sollte immer wieder sich selber testen, untersuchen und erforschen, um herauszufinden, welche neuen Möglichkeiten sich ihm auf diesem interessanten Gebiet noch anbieten. In dem Energiestab des Yin-Yang-Energizers sind verschiedene feinstoffliche Blüten, u.a. auch die „Bachblüten", als Information mit den feinstofflich-energetischen Wirkungen programmiert. Der Energiestab hat eine starke Energieaufladung. Doch darüber soll ausführlich in einem späteren Kapitel gesprochen werden.

Der Aura-Energie-Test

Den Aura-Energie-Test können Sie mit der Bioantenne durchführen. Er gibt Ihnen ein Gesamtbild Ihres eigenen Energiekörpers. Sie können die Energiedichte Ihrer Aura in Prozenten messen, genau abfragen und daraus ersehen, wie stabil das energetische Potential Ihres Körpers ist. Wenn die Energien in Ihrem Körper nicht normal fließen, ergeben sich disharmonische Schwingungen und Blockaden der einzelnen Zellen und Organe; es können Krankheiten auftreten. Viele Krankheiten beginnen mit fehlerhaften und unharmonischen Schwingungen, die zu Fehlsteuerungen biochemischer Vorgänge führen können. Deshalb ist der Aura-Test von großer Wichtigkeit.

Die Aura ist genau genommen die feinstoffliche Ausstrahlung des Menschen, sie ist also ein Energiefeld. Aura kommt aus dem Lateinischen und bedeutet „Hauch".

Dipl.-Ing. Endrös schreibt in seinem Buch „Die Strahlung der Erde und ihre Wirkung auf das Leben": „Die vom Menschen spontan ausgesandten Photonen werden von alters her als die Aura empfunden, von einigen wenigen gesehen, von sehr vielen aber subjektiv wahrgenommen. Dies ist von der Physik zunächst bezweifelt worden. Inzwischen ist aber die Meßtechnik in den Strahlungsbereich über die Radiowellen hinaus immer mehr zu höheren Frequenzen vorgedrungen und kann die Aura eindeutig messen. Mancher noch lebende Physiker, der die physikalische Möglichkeit einer solchen spontanen Ausstrahlung mit heftigen Worten als reine Mystik angesprochen und beschrieben hat, muß deshalb heute peinlich berührt sein.

Diese Ausstrahlung kommt aus einer Fülle von einzelnen elektromagnetischen Austauschvorgängen von Ladungsquanten als Photonen, Phononen und Magnonen zwischen Atomen und Molekülen der Körperzellen zustande. Sie entspricht damit einem sehr breiten Frequenzband. Dieses hängt von den eigenen Lebensvorgängen, ebenso aber von der Umwelt ab, deren Strahlung sich bis hinein in jede Zelle auswirkt."

Die Aura besteht also aus den Energien des Körpers und verbindet zugleich kosmische Energie mit den Energien der Erde. Feinstoffliche Energien umgeben den grobstofflichen Körper und durchdringen ihn.

Die Aura ist das direkte magnetische Umfeld um den Energiekörper des Menschen. Man kann sich diese Aura als eine unsichtbare Glocke vorstellen. Diese unsichtbare Glocke bildet das mehr oder weniger starke Schwingungsumfeld des ausstrahlenden Körpers über die Haut. Wir wissen, daß die Haut das empfindlichste Körperorgan des Menschen ist; sie ist sozusagen die Antenne des Menschen. Diese Antenne sendet und empfängt. Das Senden von Schwingungen

Aura-Energie-Test

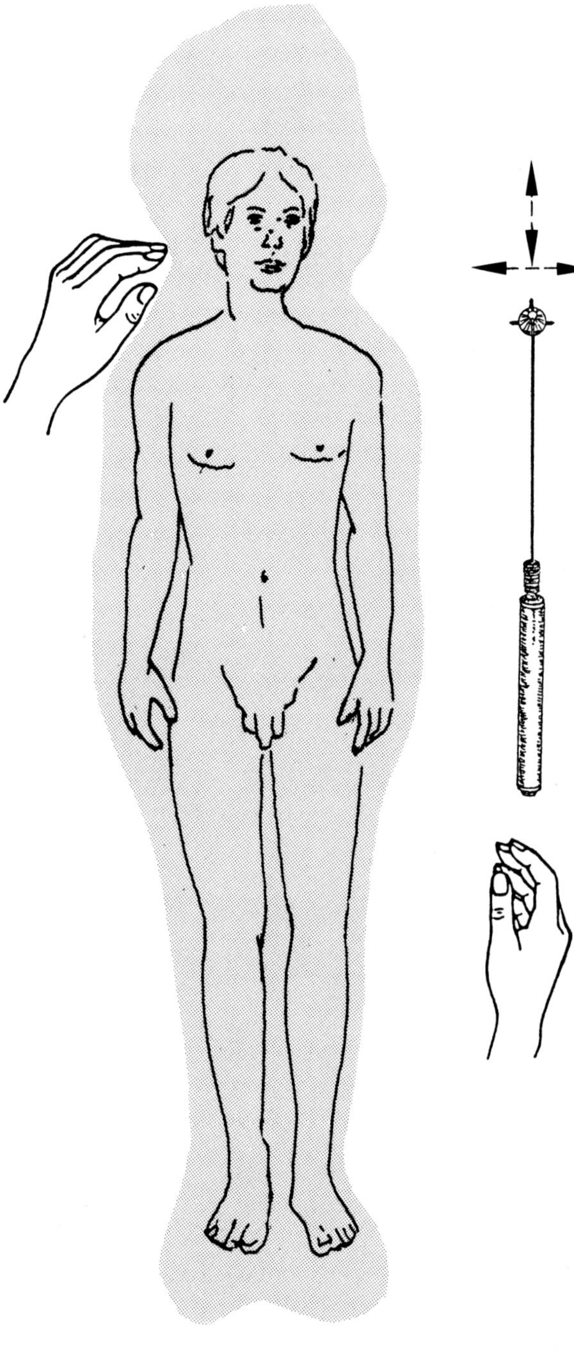

1. Das Bewußtsein einstellen auf Auratest!
2. Die linke Hand in die Aura halten. Mit der Bioantenne in der rechten Hand die Prozentskala abzählen, wobei der Antennenkopf auf- und abschwingt.
3. Zählen sie aber erst von 70 % an aufwärts; also: 70 – 80 – 85 – 90 – 95 – 96 – 97 – 98 – 99 – 100 %. 100 % wäre optimal.
4. Wenn Sie den Antennenkopf gedämpft auf- und abschwingen lassen, so finden Sie genau den Wert, wenn der Kopf plötzlich auf eine links-rechts-Bewegung wechselt.

hängt auch von der positiven inneren Haltung ab. Wer Positives sendet, wird auch Positives empfangen. Wer aber mehr negative als positive Energien empfängt, dessen Aura ist schwach und er kann sich nicht genügend gegen Fremd- und Umwelteinflüsse wehren.

Deshalb sollten wir bewußt die Aura stärken, indem wir unseren Körper besser kennenlernen und unsere Energiezentren, die Chakras öffnen. Dies erreichen wir durch Energietests. Wenn wir unseren Körper, so wie der Zustand nun einmal ist, völlig positiv, ohne Klagen und Wehmut annehmen und alle bisherigen Lasten und Kümmernisse als unser eigenes Problem positiv in unserem Bewußtsein umpolen, dann polen wir auch alle Belastungen der Gesundheit und der Ereignisse des täglichen Lebens um. Sicherlich dauert es seine Zeit, bis unsere inneren, positiv gewordenen Verhaltensmodelle uns alle Türen des Lebens öffnen und wir auch die negativen Probleme umpolen und sie in einen für uns positiven Zustand bringen.

Die Aura zeigt unser körperliches, emotionales, intellektuelles und spirituelles energetisches Potential. Sie zeigt sozusagen unsere Energiequalität. Natürlich kann sie sich entsprechend unseres physischen oder psychischen Zustandes verändern. Unsere Aura ist individuell wie wir selbst.

Der einfache Test des Aura-Magnet-Schwingungsfeldes mit der Bioantenne ist also erforderlich, um ein Gesamtbild unseres eigenen Energiekörpers zu erhalten. Der Test soll bewirken, daß wir die Energiedichte in Prozenten gemessen – Höchstgrenze 100 % – abfragen.

Wenn Sie die freie Hand mit gespreizten Fingern im Abstand von ungefähr 15 cm in der Nähe des Körpers halten, so erhalten Sie über das Abfragen der Prozentskala beim Abzählen der Schwingungen der Bioantenne und dem Schwingungswechsel einen genauen Wert der Energiedichte. Je näher Sie an 100 % herankommen, desto besser ist natürlich auch Ihr Gesundheitszustand. Achten Sie jedoch stets darauf, daß die Bioantenne nicht zu stark schwingt, da sonst der Schwingungswechsel der Polarität überzogen wird. Wechselt die Bioantenne ihre Schwingungen, so haben Sie beim Abzählen genau den Wert der Energiedichte.

Die Aura sichtbar gemacht

Das fotografische Verfahren des Russen Semjon Kirlian, die sogenannte Kirlian-Fotografie, machte zum erstenmal die menschliche Aura sichtbar. Daraus entwickelte sich die Aura-Imaging-Fotografie. Durch diese Aura-Fotos wird offensichtlich, daß unser physischer Körper unter bestimmten Umständen Veränderungen erfahren kann.

Bei der Aura-Fotografie werden die Schwingungsfrequenzen einer Person über zwei Handsensoren gemessen. Die gemessenen Werte werden von einem Computer analysiert, in Farbschwingungen übersetzt und als ein strahlendes, farbiges Aurafeld auf ein Sofortbild projiziert.

Da in der menschlichen Hand der ganze feinstoffliche wie auch der grobstoffliche Organismus präsent ist, erhalten wir somit Auskunft über das gesamte energetische Schwingungspotential des Körpers. Die gemessenen Schwingungswerte sind identisch mit unterschiedlichen Farbfrequenzen. Jede Farbe bedeutet ein unterschiedliches Schwingungsmuster und hat eine Beziehung zu bestimmten Gefühls- und Bewußtseinszuständen.

Jede Farbe deutet wohl auf unterschiedliche Qualitäten hin. Rot zeigt zum Beispiel Aktivität und Kraft an, viel Rot kann Wut, Zorn und Ärger sowie Anzeichen einer Überlastung ausdrükken. Orange zeigt Spannkraft und Vitalität; dunkles, bräunliches Orange zeigt Überforderung und Müdigkeit. Gelb spricht von Fröhlichkeit und sonnigem Gemüt; dunkles Gelb von Verspannung und Angst. Grün zeigt Wohlwollen und Sympathie; tiefes Grün aber Unbeweglichkeit und Konsumverhalten. Blau spricht von Ruhe, Geduld und Kreativität; dunkles Blau von Kühle und Reserviertheit. Violett zeigt Feinfühligkeit und Intuition. Violett in Kombination mit Rot kann auf Schmerzen hinweisen. Die Farbe Weiß enthält alle Farben in ungeoffenbartem Zustand. Sie kann hohe Spiritualität ausweisen aber auch Energiestau anzeigen.

Die Aurafotografie kann somit die energetische Veränderung einer Person vor und nach einer Therapie glaubhaft nachweisen. So kann man sehen, was sich durch Lösung von Energieblokkaden, durch Einschwingen von Energie oder durch Einschwingen von Medikamenten verändert hat. Auf diese Weise ist eine Überprüfung des Behandlungserfolges möglich. So wird auf den nachfolgenden Aura-Fotografien auch die eindeutige Wirkung der Bioantenne und des Yin-Yang-Energizers sehr deutlich nachgewiesen.

Aura-Fotografien vor und nach der energetischen Behandlung:

Eine Frau mit technischer Strahlenbelastung und in schlechter körperlicher Verfassung (sie wohnt in einer Wohnung mit Elektro-Fußboden- und Nachtspeicherheizung), wurde mit der Bioantenne und dem Yin-Yang-Energizer während eines Seminars behandelt. Zuerst wurde eine Blutentladung von verschiedenen anorganischen und organischen Giften und Schadstoffen und anschließend eine Einschwingung von Lebensenergie zur Stärkung des Immunsystems vorgenommen.

Die Aura vor der Behandlung: Die gelbe Farbe dominiert und zeigt Verspannung und Angst, die rote Farbe weist auf Ärger hin und die braune Farbe auf Enttäuschung. Die innere linke und äußere rechte Seite sind im Bild total verschieden, d. h. die Emotionen werden versteckt.

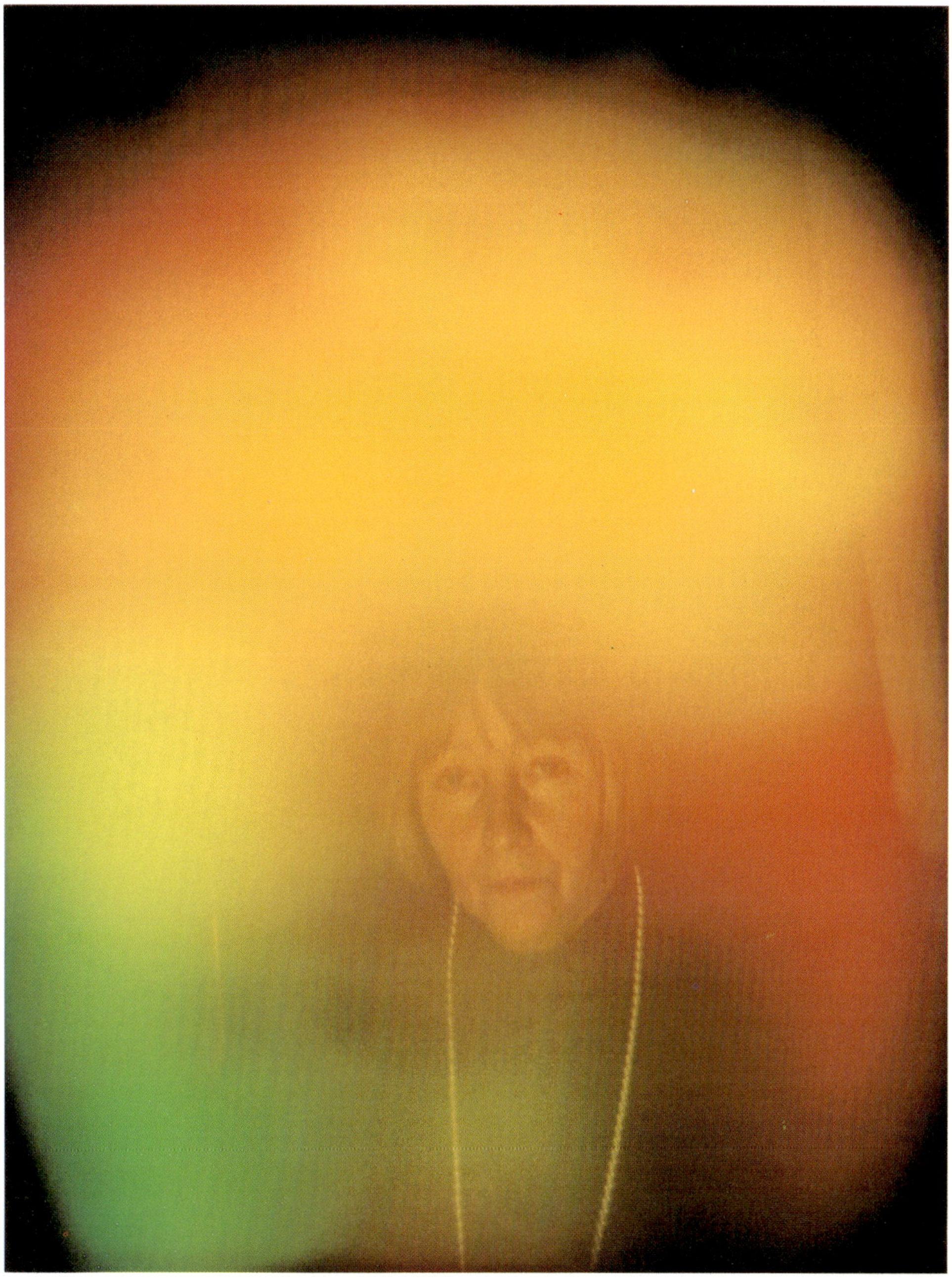

Die Aura nach der Behandlung: Auf der äußeren rechten Fotoseite strahlt sie Freude aus. Das Herz-Chakra leuchtet ganz stark, ein Türkis-Grün läßt auf Heilung schließen. Das Grübeln ist abgeschwächt. Es zeigt sich Nachdenken in Verbindung mit Einsicht. Auf der Herz-Seite verspürt man mehr Willenskraft und Kreativität (lila Farbe).

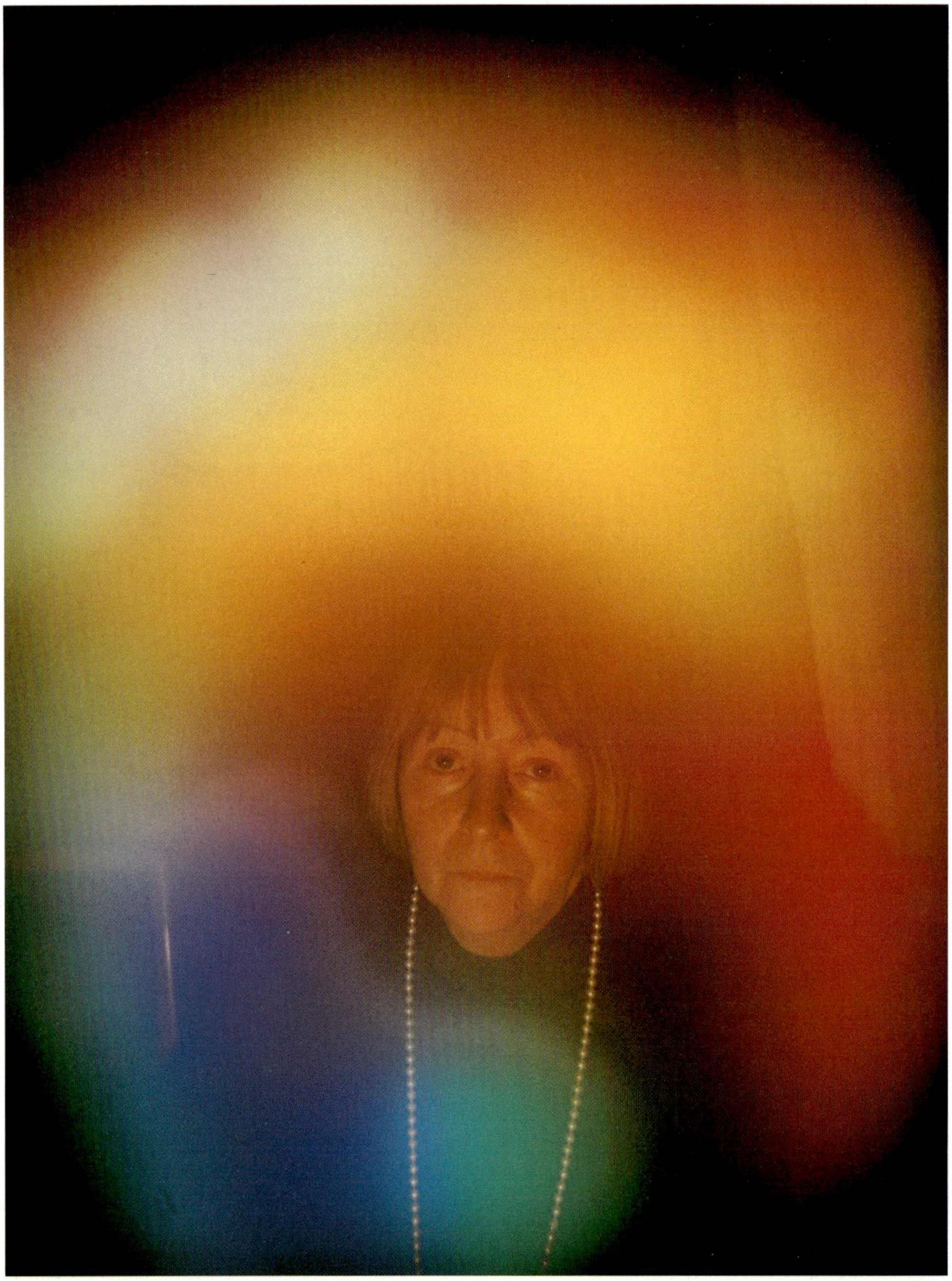

Die Energiezentren (Chakras) des Körpers

Dort, wo sich die Energiebahnen im Körper besonders verdichten, liegen sieben Haupt-Energie-Zentren. Diese dienen ganz besonders der Aufnahme und Umsetzung der feinstofflichen, kosmischen Energie. Sie speisen und steuern als Transformatoren und Verteiler die Lebensenergie und die Lebensprozesse; sie werden Chakras genannt. Ihre Steuerorgane sind die endokrinen Drüsen (Hormon-Drüsen).

Das Wort Chakra kommt aus dem Sanskrit (Indien) und heißt „Rad". Das chinesische Wort heißt „Tschakra" und bedeutet „das Kreisende". Dies könnte man wissenschaftlich als „Spin" (Drehimpuls) bezeichnen. Durch Spinwellen kann sich eine Energiekonzentration ergeben. Das wesentliche der Chakras ist tatsächlich die Rotation, eine Rechts-Rotation mit aufladender Wirkung. Es sind Energiewirbel, die sich mit hoher Geschwindigkeit drehen. Die Energie bewegt sich, wie bereits gesagt, spiralförmig. Ist die Spirale zu eng oder zu weit, ist der Energiefluß gestört. Jedes Chakra hat seinen eigenen Schwingungsbereich, der abgestimmt sein sollte auf die anderen Chakras. Alle Chakras sind als wirbelnde Kraftfelder miteinander verbunden. Läßt die Wirbelgeschwindigkeit der Chakras nach, was zum Beispiel im Alter möglich ist, kann der Grad der Geschwindigkeit mit der Bioantenne und dem Yin-Yang-Energizer wieder normalisiert werden.

Die sieben Haupt-Energie-Zentren sind ausgerichtet auf die sieben wichtigsten endokrinen Drüsen. Die endokrinen Drüsen werden auch innere Drüsen oder Hormon-Drüsen genannt, weil sie ihre Sekrete (Hormone) ausschließlich nach innen ins Blut oder in die Lymphe abgeben. Doch sie geben sie nicht unkontrolliert in unbegrenzten Mengen in die Blutbahn ab, sondern sehr gesteuert. Es ist ein sehr kompliziertes Zusammenspiel verschiedener Drüsen und Organe. (Hormon kommt vom Griechischen „hormao" und bedeutet „ich treibe an".) (Siehe: G.A. Ulmer, Lebensenergie und Gesundheit.)

Das Haupt-Chakra ist das Scheitel-Chakra mit der Zirbeldrüse (Epiphyse); dann folgt das Stirn-Chakra mit der Hypophyse; das 3. Chakra ist das Hals-Chakra mit der Schilddrüse; das 4. Chakra ist das Herz-Chakra mit der Thymusdrüse; das 5. Chakra ist das Milz-Chakra mit der Bauspeicheldrüse; das 6. Chakra ist das Nabel-Chakra mit den Nebennierendrüsen und das 7. Chakra ist das Energie-Chakra, das mit den Keimdrüsen verbunden ist.

Wichtig ist, daß alle Chakras immer offen sind, daß die Körperenergie stark genug ist und keine Energieblockaden auftreten. Wenn sich die Energie-Kraftfelder langsamer drehen, ist

Körperfunktionstest der Chakras

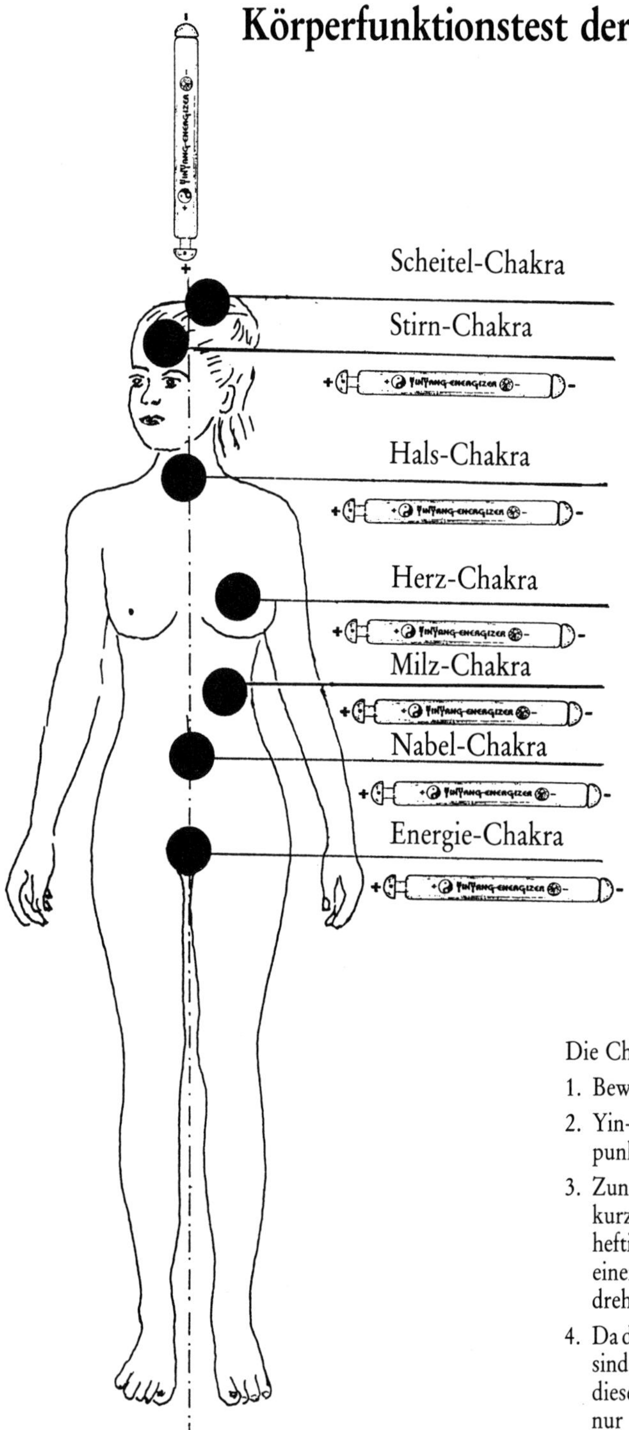

Alle Chakras müssen immer „offen" sein, damit unsere Körperenergie stark ist und unsere „Aura-Energie" positiv ausstrahlt und wir alles gut wahrnehmen (visualisieren) können.

Durch die rechtsrotierende aufladende Wirkung der Chakras wird der Körper mit Energie aufgeladen. Chakras bestimmen die seelische und geistige Verfassung. Wenn die Chakras blockiert sind, ist auch die Psyche belastet.

Die Chakra-Energie stellt sich durch Rechts-Rotation der Bioantenne dar. Bei Energiemangel der Chakras bleibt die Bioantenne beim Test stehen.

Die Chakras werden aufgeladen:

1. Bewußtsein einschalten „Chakra aufladen."
2. Yin-Yang-Energizer auf die bestimmten Chakrapunkte halten.
3. Zunächst bleibt die Bioantenne stehen, doch nach kurzer Zeit bewegt sich der Antennenkopf immer heftiger auf und ab und zwar so lange, bis dieser in einer Rechts-Rotation überdreht. Wenn die Rechtsdrehung durchläuft, dann ist das Chakra offen.
4. Da die „Bachblüten" im Energiestab einprogrammiert sind, kann man sogleich nach den geöffneten Chakras diese mit Rechts-Rotation einschwingen. Es werden nur die Blüteninformationen mit der geforderten Potenz eingeschwungen, die das Chakra braucht.

der Fluß der vitalen Lebensenergie behindert oder blockiert. Dann kann nicht genügend Energie abgegeben werden oder die Energie kann überhaupt nicht fließen und die Gesundheit ist bedroht. Die sieben Chakras sorgen in allen Körperregionen mit den entsprechenden Drüsen und Organen für den Energie- und Funktionsausgleich. **Ein gestörter Chakra-Einfluß belastet den Menschen auch psychisch.**

Die Chakras beinhalten auch seelische Erinnerungen an die verschiedenen Phasen unserer Entwicklung oder als Ereignisspeicherung unseres eigenen Systems. **Die Chakras kann man deshalb auch als zweites Nervensystem oder als Relaisstation im Körper betrachten, deren Aktivierung veränderte Bewußtseinszustände hervorrufen.**

Der Körper verfügt also über sieben Chakras oder Relaisstationen innerhalb des Magnetkörpers, die energetische Bezüge auf bestimmte Organbereiche des menschlichen Körpers und auf die Psyche und damit auf die Seele haben.

Die reinste Form der Energie ist die Liebe. Diese göttliche, feinstoffliche Energie durchströmt den physisch-grobstofflichen Körper über die sieben Chakras. Sind die Chakras offen, haben wir auch keine psychischen Probleme und die Aura strahlt viel Kraft und Persönlichkeit aus. Im Geistkörper ist die Energie nicht materialisiert, weshalb wir diese auch nicht messen können. Wir können diese Energie jedoch über die Rechts-Schwingungen der Bioantenne sichtbar empfinden. Dieser Geistkörper mit seinen mikrofeinen Energien bildet in seiner Struktur eine ganz bestimmte Ordnung, der in den bestimmten Bahnen der Meridiane fließt.

Die inzwischen erlangte Unfähigkeit des Menschen, sich zu entspannen, führt zu chronischen Muskelverspannungen, die den freien Lauf der Bioenergien an im Körper vorhandenen Bioenergiemeridianen verhindern. Im schlimmsten Fall werden Chakras mit Elektrizität überladen, was starke seelische Spannungen hervorruft. Durch die Anwendung der Bioantenne und des Yin-Yang-Energizers gibt es Möglichkeiten, die Chakras zu öffnen und die Lebensenergien neu zu aktivieren.

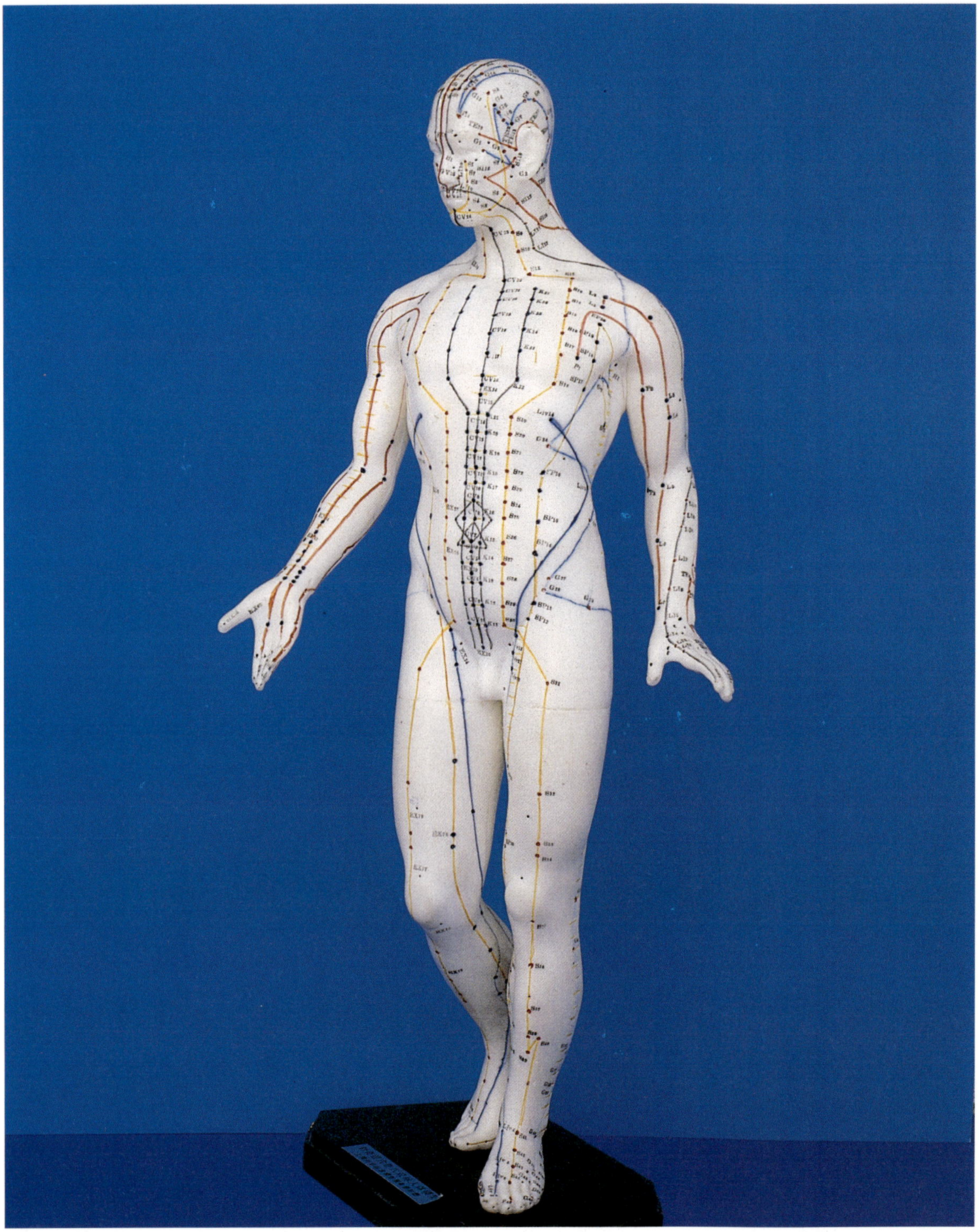

Die Meridiane

Die Meridiane, die Energiebahnen des Körpers

Genauso, wie sich im Körper Leitungsbahnen für den Blutkreislauf und den Lymphkreislauf finden, gibt es auch spezielle Leitungsbahnen für den Energiekreislauf bzw. für den Energiefluß. Diese Leitungsbahnen werden als Akupunktur-Meridiane bezeichnet. Sie durchziehen den ganzen Körper und beginnen und enden an den Fingerspitzen und Fußspitzen, außer einigen wenigen Ausnahmen. Die Meridiane sind polarisiert, denn ohne Plus- und Minuspole gäbe es keinen Energiefluß. Die elektrischen Impulse werden pausenlos hin- und her-transportiert. Das „Hin" bedeutet Aufladung, um zu aktivieren. Das „Her", das Zurück, bedeutet Entladung, um zu bremsen, d.h. je nachdem, ob „Fülle" herrscht oder „Leere". Der Energiefluß soll harmonisch in geordneten Bahnen laufen.

In 24 Stunden ist der Energie-Zeitkreislauf geschlossen. Die zwölf Energiewellen funktionieren in der Regel so, daß jeweils zwei Stunden lang ein Meridian maximal mit Energie versorgt wird, also voll ist und der gegenüberliegende Meridian minimal versorgt ist, also weniger aktiv ist. Der Energiekreislauf unterteilt sich in einen rechten und in einen linken Energiekreislauf, der die betreffende Körperpartie versorgt.

Es gibt zwölf große Haupt-Meridiane. Sie werden durch eine Verbindungslinie miteinander verbunden. Der Strom der Energie fließt kontinuierlich von einem Meridian zum nächsten in einer bestimmten Richtung. So wie die Blutbahn zunächst arteriellen und dann venösen Charakter aufweist, so haben wir auch die Plus- oder Yang-Meridiane und die Minus- oder Yin-Meridiane. Die Energie wird von den Füßen zum Kopf befördert. Die Plus-Energie strömt dann wieder abwärts. Die Yin-Energie fließt auf der anderen Seite wieder aufwärts. Zusammen bilden sie einen Kreislauf, in dem die Energie im Uhrzeigersinn von einem Meridian in den nächsten, ihm benachbarten Meridian fließt. In 24 Stunden ist, wie bereits gesagt, der Energie-Zeit-Kreislauf geschlossen. Durch die Meridiane kann mit der Lebensenergie auch kosmische Energie zirkulieren.

Neben den zwölf bekannten Meridianen gibt es noch zwei außerordentliche Gefäße, sogenannte „Wundermeridiane"; das Lenkergefäß (auch Gouverneursgefäß genannt) und das Konzeptionsgefäß. Das Lenkergefäß beginnt im Rücken bei der Steißbeinspitze und endet am Lippenbändchen der Oberlippe. Da das Lenkergefäß über den Rücken (Yang) verläuft, steht es mit allen Yang-Meridianen in Verbindung und kann als Regulator der aktiven Energie des Körpers wirken. Das Konzeptionsgefäß steht mit den Yin-Meridianen in Verbindung und kann als Ausgleichsreservoir und Regulator der struktiven Energie gelten.

Auf den unsichtbaren Leitlinien der Meridiane liegen etwa 361 sogenannte klassische Akupunktur-Punkte; verschiedene chinesische Ärzte sprechen sogar von etwa 700 Punkten. Über diese Punkte können speziell die Meridiane positiv beeinflußt werden.

Körperfunktionstest in der Mittelachse

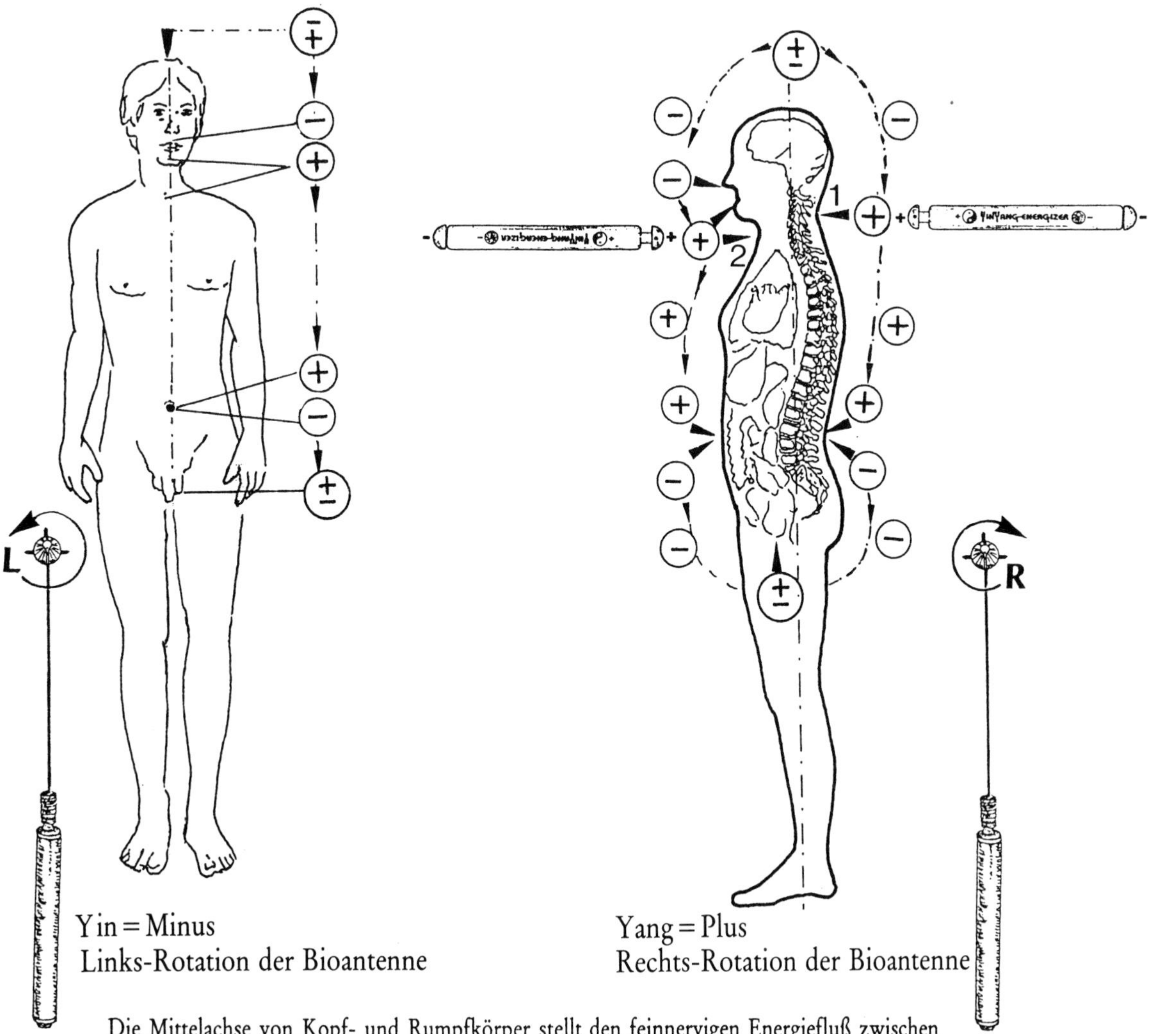

Yin = Minus
Links-Rotation der Bioantenne

Yang = Plus
Rechts-Rotation der Bioantenne

Die Mittelachse von Kopf- und Rumpfkörper stellt den feinnervigen Energiefluß zwischen dem Kopf als Steuerinformationszentrale und dem Körper mit allen seinen Organen her. Dieser wichtige Energiefluß kann gestört oder blockiert sein. Zeigt ein Bioantennen-Test durch Stillstand der Schwingungsspirale am Nacken und am Hals eine Blockade an, so sind auch alle anderen Punkte im Energiefluß des Mittelmeridians blockiert.

Aufladung = Energiefluß herstellen: Füße auseinander – Plus-Pol des Energizers auf den Nacken (1) setzen. Die Bioantenne rotiert nun solange rechts, bis der Schwingkopf stehen bleibt bzw. auf- und abschwingt. Der gleiche Vorgang wird auf dem Halspunkt (2) (Adamsapfel) durchgeführt.

Wenn beim Nachtesten festgestellt wird, daß die Energieblockade der Nacken- und Halspunkte gelöst sind, so stellt man fest, daß der Energiefluß der Mittelachse (Mittelmeridian) hergestellt ist. Durch Abfragen sollte dies so viele Male wiederholt werden, bis der Energiefluß konstant ist.

Entstörung von Narben

Eine Narbe im Unterbauch z.B. kann die Energiezufuhr zu Kopf und Rücken behindern und entsprechende Beschwerden verursachen.

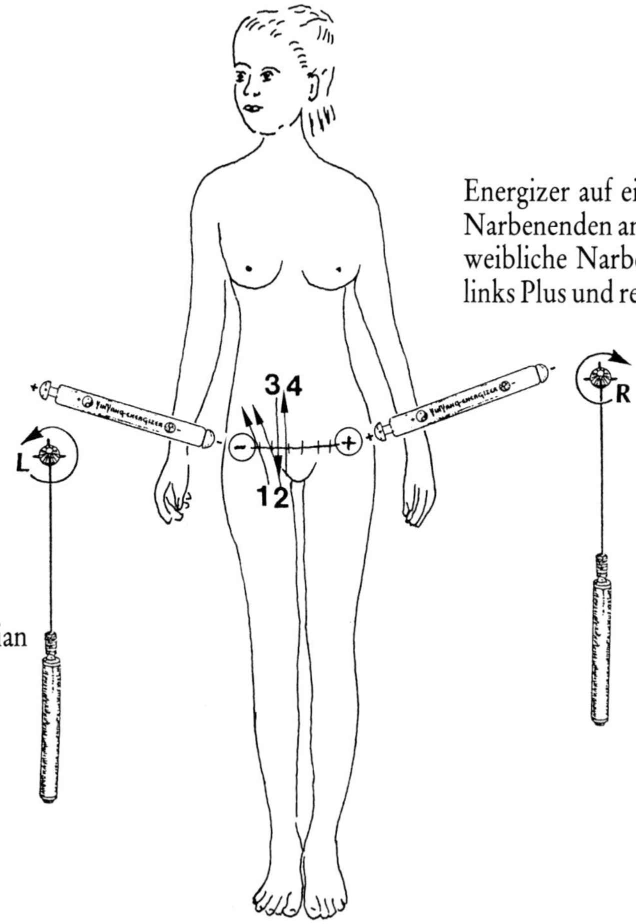

Energizer auf einem der Narbenenden ansetzen. Die weibliche Narben hat links Plus und rechts Minus

Durch diese Narbe gestörte Meridiane:
1 = Lebermeridian
2 = Milz-Pankreasmeridian
3 = Magenmeridian
4 = Nierenmeridian

Wollen Sie bei einer Narbenstörung die Narbe umpolen, so fragen Sie über Ihr Bewußtsein ab, wo sich das eine Ende Plus und das andere Ende Minus befindet. Zu beachten ist, daß in der Regel beim Mann die rechte Körperseite Plus gepolt und die linke Körperseite minuspolig ist. Bei Frauen ist es umgekehrt, deshalb sind dann die Narbenenden dementsprechend zu behandeln. Sie setzen den Plus- oder Minuspol des Yin-Yang-Energizers auf das jeweilige Narbenende (Pluspol Energizer zu Pluspol Narbenende und Minuspol Energizer zu Minuspol Narbenende) und lassen die Bioantenne auf den Plus-Narben rechts rotieren bzw. bei den Minusnarben links rotieren, bis diese stehenbleibt oder auf und ab schwingt. Durchkreuzen sich Narben, dann setzen Sie den Pluspol des Energizers auf den Kreuzungspunkt der Narben und die Bioantenne rotiert rechts. Nach mehrmaliger Anwendung sollte die Narbe entstört sein.

Entstörung von Narben

Fast jeder Mensch hat an seinem Körper eine oder mehrere Narben, die physische und psychische, sehr unangenehme Störwirkungen haben und Ursache von unerklärlichen Krankheitssymptomen sein oder werden können. Das harte, unelastische Narbengewebe kann die Energieströme, die in den Meridianen fließen und alle Körperteile und Organe versorgen, blockieren, so daß das ganze Bioenergie-System des Körpers leidet. Der Meridiankreislauf ist noch dem Kreislauf des Blutes, der Lymphe und des Nervensystems übergeordnet, denn in ihm kreist die Lebensenergie. Der ungestörte Energiefluß allein ist der Garant für eine dauerhafte Gesundheit.

Bei einer Blockierung durch eine Narbe kann das gesamte Leitungsnetz mit allen seinen Anschlüssen gestört sein. Oft sind es nicht die großen Narben, die energiehemmend wirken, sondern kleine und kleinste Narben, die sich als Störquellen zeigen. Fällt nur ein Meridian aus, so sind die nächsten Meridiane zwangsläufig unterversorgt, während der vorhergehende Meridian gestaut ist. Sowohl ein Energiestau als auch ein Energieverlust können Schmerzen auslösen.

Ist zum Beispiel der Lebermeridian blockiert, dann ist die Leber energetisch völlig unterversorgt und kann ihre Entgiftungsfunktion nur noch eingeschränkt wahrnehmen.

Narben können also Energien blockieren und stauen. Aus diesem Grunde ist es wichtig, störende Narben zu erkennen und für den Energiefluß wieder durchgängig zu machen. Geschwächte Meridiane sollen tonisiert, d.h. wieder aufgeladen werden.

Hat die Narbe eine normale Hautfarbe, liegt in der Regel keine Störung vor; hat sie jedoch eine Rotfärbung oder hebt sie sich von der Hautfarbe ab, dann kann davon ausgegangen werden, daß eine Narbenstörung vorliegt.

Um ganz sicher zu gehen, sollten Sie austesten, ob die Narbenenden plus oder minus gepolt sind. Berühren oder zeigen Sie mit dem freien Zeigefinger auf das jeweilige Narbenende und tasten Sie die Narbenenden ab. Am besten nehmen Sie die Abtastsonde mit Kabel im Griffboden der Bioantenne. Sind die Narbenenden einmal Plus und die Gegenseite Minus gepolt, dann liegt keine Narbenstörung vor. **Zeigen aber beide Narbenenden eine gleiche Polung, also jeweils Plus oder Minus an, so ist die Narbe gestört.** Mit der Bioantenne und dem Yin-Yang-Energizer können Sie die Narbe umpolen und entstören, wie nebenstehende Grafik zeigt.

Optimierung der Energie des ganzkörperlichen Immunsystems

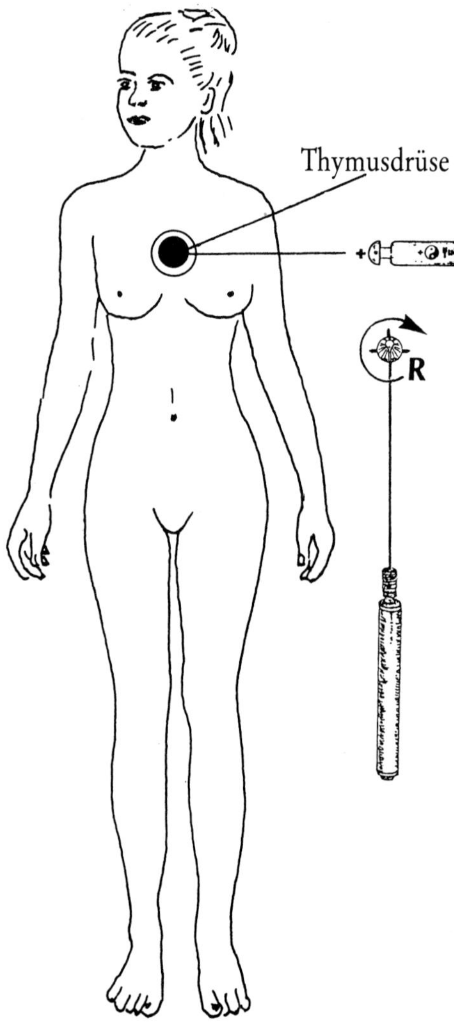

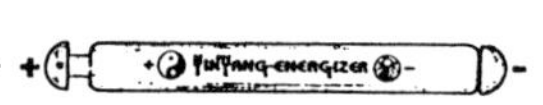

Über die Thymusdrüse werden mit dem Plus-Pol des Yin-Yang-Energizers, mit den Gedanken und den Schwingungen „Rechtsrotation" der Bioantenne die Körperzellen durch „Energie-Aufladung" in optimale 100 % oder laut untenstehender Bewertungstabelle „1, 0" in so hohe Erregung gebracht, daß eine Zelldegeneration erheblich gemindert wird.

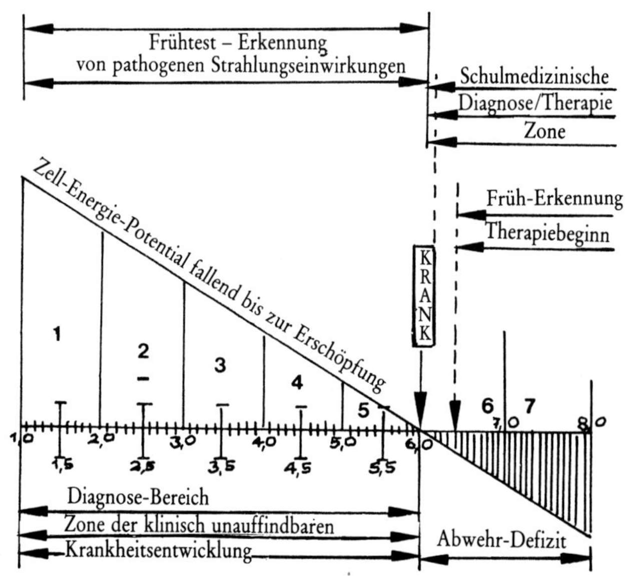

Kontrolle des Energieflusses und Stärkung des Immunsystems

Millionen von schädlichen Viren und Bakterien befinden sich in uns und um uns herum. Gefährlich können diese für uns nur dann werden, wenn unsere Widerstands- und Abwehrkraft, also unser Immunsystem geschwächt ist. Unser Immunsystem besteht aus verschiedenen Geweben wie Knochenmark, Thymusdrüse, Milz und mobilen Immunzellen, die sich ständig im Blut bewegen, um Eindringlinge wie Viren, Bakterien oder Pilze aufzuspüren und zu vernichten. Außerdem entarten jeden Tag durchschnittlich acht Zellen im Körper zu Krebszellen. Aufgabe eines intakten Immunsystems ist es auch, entartete oder degenerierte Körperzellen zu beseitigen; dabei kommt der Thymusdrüse eine entscheidende Rolle bei der Verhinderung von Krebs zu. Sie ist das wichtigste Steuerorgan in der Körperabwehr, sie reguliert auch das Gleichgewicht der gesundheitsspendenden und heilenden Lebensenergie. Für eine Immunschwäche ist fast immer eine Fehlfunktion der Thymusdrüse verantwortlich.

Es ist erwiesen (Dr. John Dyamond), daß die Thymusdrüse während einer ernsten Krankheit oder bei großem körperlichen Streß bis zur Hälfte schrumpfen kann. Auch tritt bei einer erkrankten Thymusdrüse eine starke Muskelschwäche auf, da sie die Stärke der Muskelkontraktion beeinflußt. Muskeln kann man sich als Energiepumpen vorstellen, die den Energiestrom durch die Meridiane treiben.

Fehlt dem Körper Energie und ist dadurch das Immunsystem geschwächt, so haben die Körperzellen ebenfalls keine Energie und können degenerieren. Je nach psychischen Grundbelastungen entstehen dann allerlei Körperblockaden und Entzündungen.

Dies können wir vermeiden, wenn wir die Gesundheit mit unserer Bewußtseinsenergie über die Bioantennen-Schwingungen kontrollieren (siehe Bewertungsskala, linke Seite). Vor jeder Kontrolle einzelner Organe sollte unbedingt der Energiefluß der verschiedenen Ebenen getestet werden. Aus dieser Erkenntnis heraus entwickelte sich u.a. auch die Kinesiologie, die durch Testen eines Muskels feststellt, ob in dem zugehörigen Meridian Energie fließt. Wir haben ja bereits über die neueste Methode mit der Bioantenne durch den „Energie-Aura-Test“, berichtet.

Weitere Aura-Fotografien vor und nach der energetischen Behandlung mit der Bioantenne und dem Yin-Yang-Energizer:

Eine Frau, die sehr krank war und deren Mann vor sechs Wochen verstarb, wurde in einem Seminar mit der Bioantenne und dem Yin-Yang-Energizer behandelt. Ihr Immunsystem war vor der Behandlung auf einem Wert von 5,8 und nach der Behandlung auf 1,0 (siehe Grafik auf der vorhergehenden Seite, Optimierung der Energie des ganzkörperlichen Immunsystems). Nach einer speziellen energetischen Magenbehandlung, verbunden mit allen Organen, lebte die Frau richtig auf. Sie gewann neuen Lebensmut und Freude. Dies war für alle Seminarteilnehmer deutlich sichtbar.

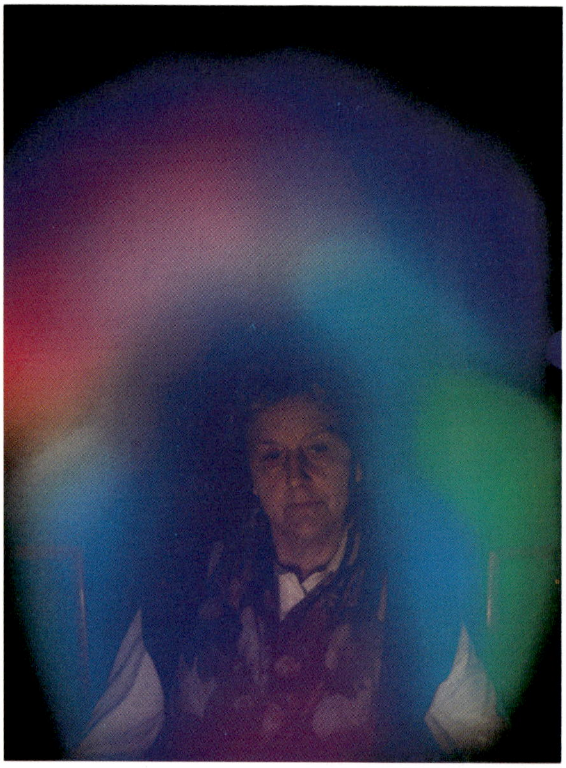

1. Foto – Vor der Behandlung: Die Form der Aura ist schwach, die linke Körperseite (Herzseite) ist energetisch kaum ausgeprägt. Auf der rechten Körperseite ist bei der hohen Schläfe ein brauner Punkt sichtbar; dieser zeigt eine Blockade und einen Krankheitsausdruck an.

2. Foto – Nach der Behandlung:
Die Formen sind voller und kräftiger, der braune Punkt ist nicht mehr sichtbar, die Blockade ist aufgelöst; die Energie fließt gleichmäßig auf beiden Seiten.

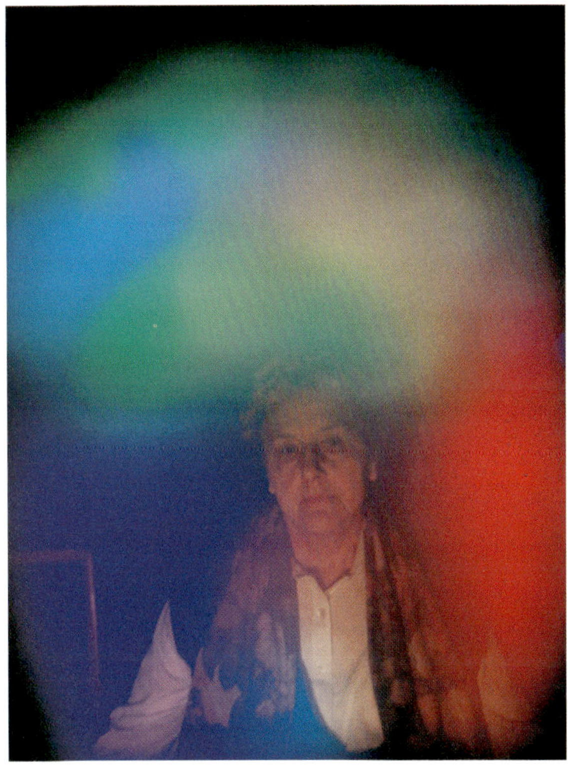

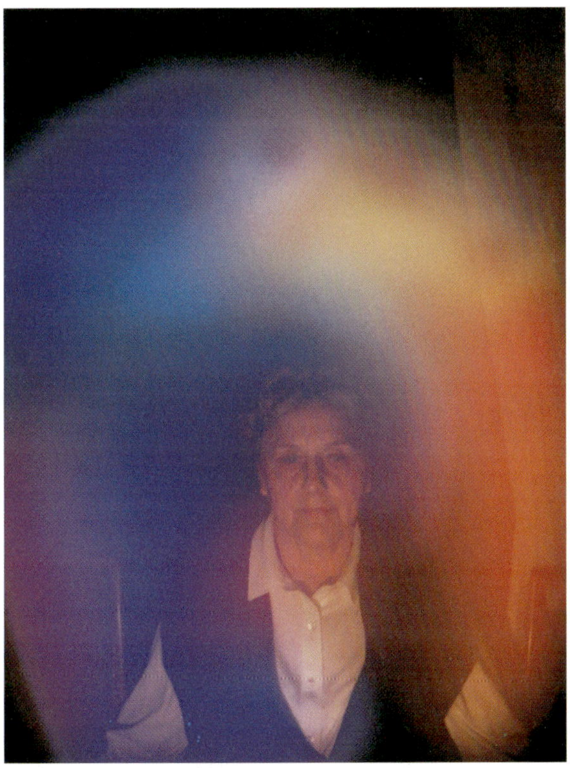

3. Foto – Nach einer weiteren Behandlung: Auf der körperlichen Seite hat sie noch mehr Farbe bekommen. Lila zeigt Kraft und Kreativität an. Oberhalb des Kopfes kann man saubere gelbe Farbe sehen, die positives Denken und geistige Frische anzeigt. Auf der emotionalen Seite sieht man die Farbe orange, welche sogar Vitalität und Lebensfreude anzeigt. Auf ihrem Gesichtsausdruck liegt auch wieder ein Lächeln. Der Gesamtzustand hat sich durch die energetische Behandlung wesentlich verbessert.

Der Organ-Test (Diagnose)

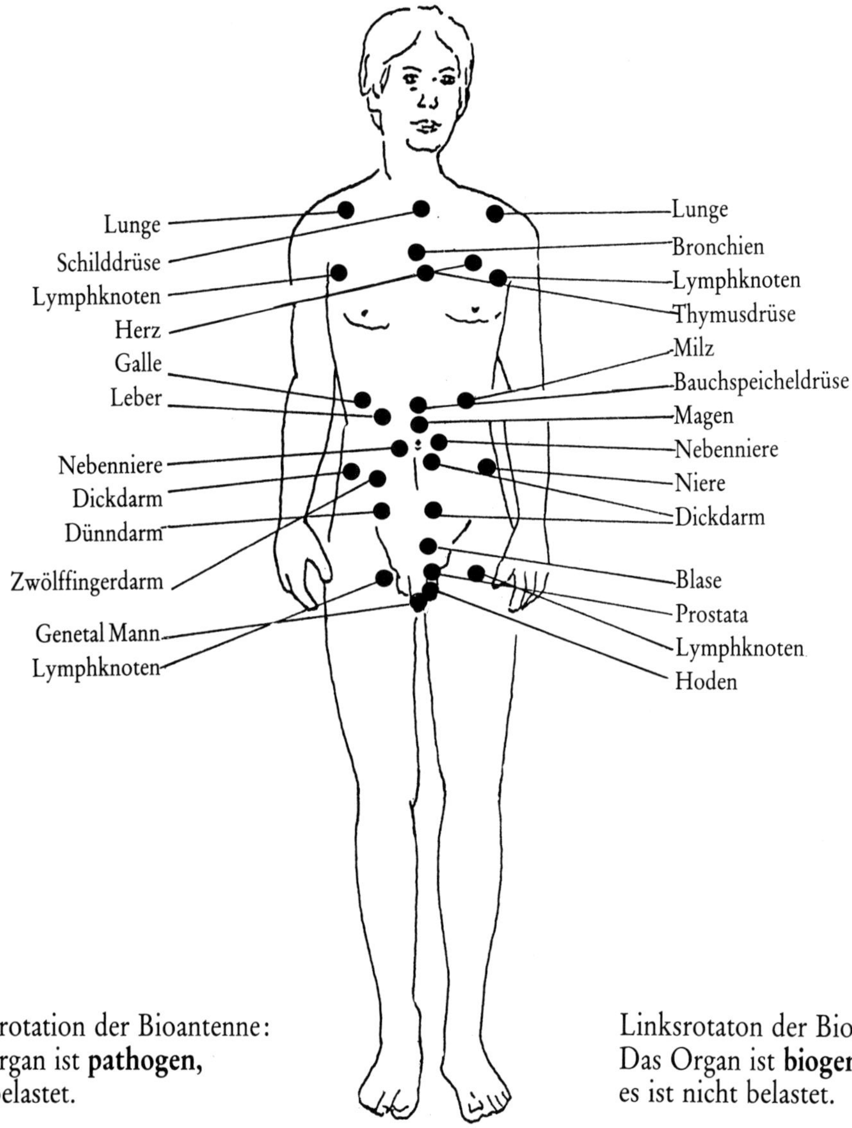

Rechtsrotation der Bioantenne:
Das Organ ist **pathogen,**
es ist belastet.

Linksrotaton der Bioantenne:
Das Organ ist **biogen,**
es ist nicht belastet.

Die Punkte in der Figur sind keine Akupunkturpunkte, es sind Bestimmungspunkte der verschiedenen Organe.

Der Organ-Test (Grunddiagnose)

Nachdem das Immunsystem mittels der Bioantenne und des Yin-Yang-Energizers auf die optimale Energie gebracht ist, sollte ein umfassender Organ-Test erfolgen. Durch diesen Test können Sie dann feststellen, welche Organe belastet (pathogen) sind und welche Organe nicht belastet, (biogen) sind. Die Punkte der nebenstehenden Grafik stellen keine Akupunkturpunkte, sondern Organ-Testpunkte für Sie dar.

Durch den Organ-Test können Sie also feststellen, welche Organe belastet sind. Mit der Bioantenne und dem Yin-Yang-Energizer können Sie dann eine Auflösung der Blockaden und Entzündungen erwirken. Im Laufe des Lebens eines Menschen können sich in der Organkette aufgrund von physischen und psychischen Belastungen Energiemängel bestimmter Organe einstellen.

Beim Körper-Organ-Test, verbunden mit Ihrem entsprechenden Bewußtsein, halten Sie die freie Hand in die Aura des Menschen, und hier wiederum an die einzelnen zu testenden Organe. Ein Organ ist dann ohne Störung, wenn die Bioantenne linksrotiert.

Rotiert die Bioantenne jedoch rechtsherum, so ist dieses Organ in seinem Energiefluß blockiert, die Funktion ist gestört und es kann eine Entzündung vorhanden sein.

Will dieses Organ über den Pluspol Energie haben, so wird die Bioantenne diesen Bezug durch das Hin- und Herpendeln zwischen dem Organ und dem Yin-Yang-Energizer herstellen. Auch hier setzen Sie dann den Pluspol des Yin-Yang-Energizers auf das entsprechende belastete Organ. Dabei stellen Sie fest, daß die Bioantenne rechts rotiert. Hört die Rechtsrotation auf, so ist die Blockade beseitigt. Auch hier fragen Sie ab, wie oft dieser energetische Aufladeprozeß, in welcher Zeit und in welchen Zeitabständen, wiederholt werden muß, um eine Normalität zu erreichen.

Der Organ-Energie-Status

Selbst wenn Sie beim Organ-Test feststellen, daß ein Organ ohne Belastung ist, so kann es trotzdem sein, daß der Energie-Status bzw. die Abwehrenergie, also die Immunkraft, schwach oder geschwächt ist. Durch den Abfrage-Test in Prozenten läßt sich ohne weiteres ermitteln, ob ein Organ 100% Energie hat oder ob es weniger Energie hat.

Ergibt sich durch die Abfrage z.B. ein Organwert von 73%, so kann man dann die Energie mit dem Pluspol des Yin-Yang-Energizers über die rechtsrotierenden Schwingungen der Bioantenne und mit dem Bewußtsein, welches Organ gerade behandelt wird, energetisch auf 100% „aufladen".

Wenn also die Energieblockaden einzelner Organe beseitigt sind, so können sie anschließend, wie schon beschrieben, optimal energetisch aufgeladen werden. Diese Verfahrensweise sollte auch ganz gezielt auf das Blut angewandt werden. Alle organischen und anorganischen, wie giftige, körperschädliche Pilze (Mykosen) Bakterien und Viren, müssen zuerst von ihrer negativen Energie „entladen" werden, und alsdann wird der Energie-Status des Blutes optimiert und über das Bewußtsein mit 100% „aufgeladen"! (Dies wird in einem späteren Kapitel noch besprochen werden.)

Der Organ-Energie-Status-Test und Behandlung

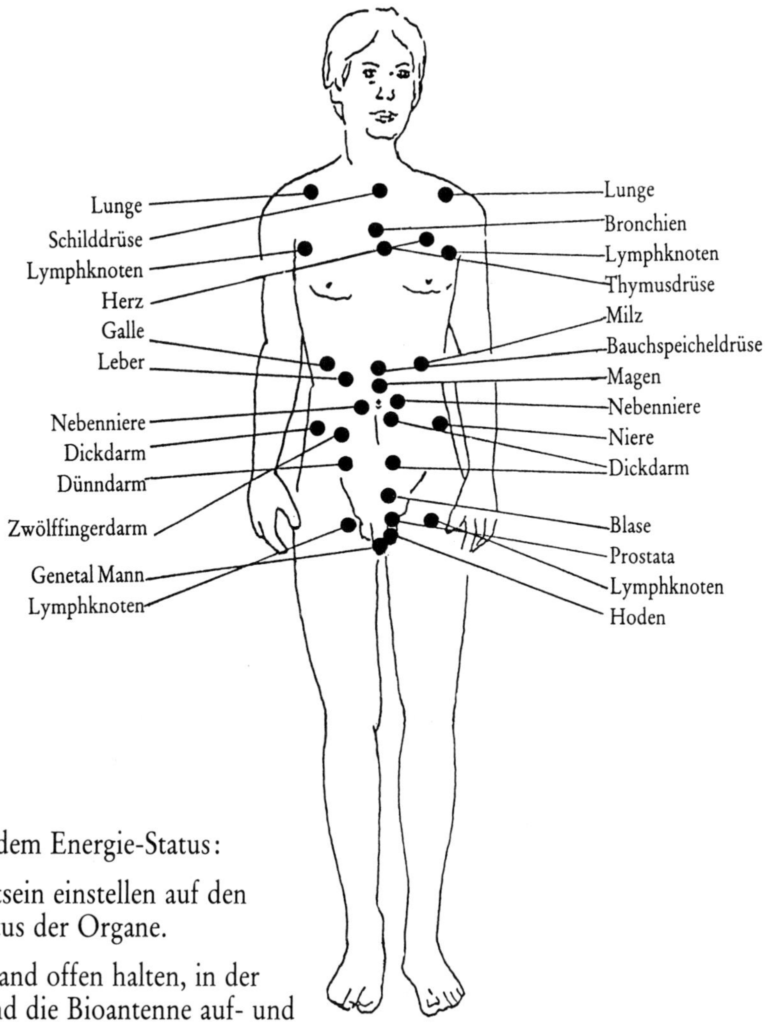

Frage nach dem Energie-Status:

Das Bewußtsein einstellen auf den Energie-Status der Organe.

Die linke Hand offen halten, in der rechten Hand die Bioantenne auf- und abschwingen und die Prozentskala abzählen.

Zählen Sie z. B. von 30 % an aufwärts. Sprechen Sie laut: Energie-Status 30–40–50–60–70–80–85–90–95–96–97–98–99–100 %? 100 % wäre optimal.

Wenn Sie den Antennenkopf gedämpft auf- und abschwingen lassen, so finden Sie genau den Wert, wenn der Kopf plötzlich auf eine links-rechts-Bewegung wechselt.

Der Organ-Funktions-Status

Sind die Organe durch den zuletzt beschriebenen Energie-Status-Test erregt und aufgeladen worden, dann muß allerdings noch getestet werden, ob die Funktion der einzelnen Organe ebenfalls 100% sind.

Nochmals kurz zur Wiederholung: Zeigt der Organ-Test auch keine Belastung, so schließt sich der Organ-Energie-Test an, um zu sehen, ob die **Energie** des Organs auch 100% ist. Nun kommt der Organ-**Funktions**-Test, um zu sehen, inwieweit das Organ hundertprozentig funktioniert.

Chronische Körperbelastungen oder Anfälligkeiten von Krankheiten sind ein sicheres Zeichen, daß Organfunktionen eingeschränkt sind (z.B. Erkältungen, Heuschnupfen, Asthma, Bronchitis usw.).

Wollen Sie ein Organ auf 100% regulieren, dann schalten Sie Ihr Bewußtsein auf das Organ ein. Halten Sie den Yin-Yang-Energizer auf die Haut in die Nähe des Organs und lassen Sie die Bioantenne über die Rechtsrotation solange schwingen, bis die Rotation aufhört. Alsdann ermitteln Sie, wievielmal, in welchen Zeit- bzw. Tagesabständen und zu welchen Tageszeiten dieser Energie- und Funktionsausgleich durchgeführt werden soll, um eine Konstante zu erhalten.

Dem vorausgehend ist natürlich der Test der tatsächlichen Funktion durch Prozentermittlung so durchzuführen, daß Sie durch Auf- und Abschwingen der Bioantenne diese zählen, bis der Schwingkopf einen Wechsel anzeigt.

Der Organ-Funktions-Status-Test und Behandlung

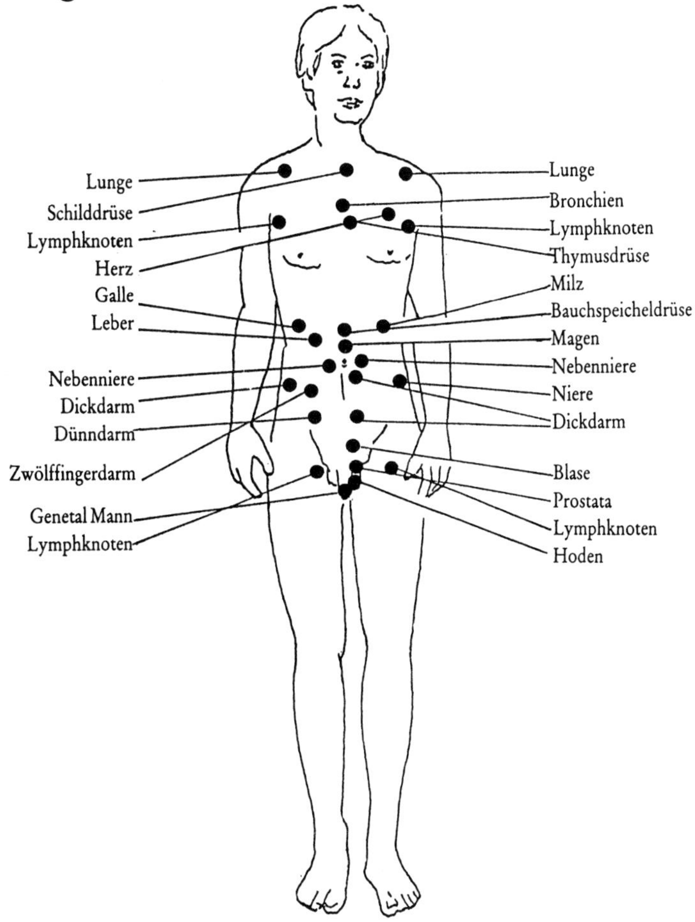

Zum Organ-Funktions-Ausgleich müssen Sie das Bewußtsein auf das Organ einschalten, bei dem die Funktion auf 100 % reguliert werden soll. Den Yin-Yang-Energizer mit dem Pluspol auf die Haut in die Nähe des betreffenden Organs halten und über die Rechtsrotation der Bioantenne solange schwingen, bis die Rotation aufhört.

Wenn Sie nach dem Funktions-Status des Organs fragen, halten Sie die linke Hand offen, mit der rechten Hand die Bioantenne auf- und abschwingen und die Prozentskala abzählen. Das Bewußtsein auf das Organ einstellen und sprechen Sie laut: Funktions-Status 30–40–50–60–70–80–85–90–95–96–97–98–99–100 %? 100 % wäre optimal.

Fragen Sie, wie oft der Organ-Funktions-Ausgleich durchgeführt werden muß. 1–2–3–4–5–6–7–8–9–10mal usw.? Alle 1–2–3–4–5 usw. Tage? Wann am Tag: morgens – mittags – abends? Das ist nur ein Beispiel. Sie können die Fragen nach Ihrem Bedarf in Ihren Vorstellungen selbst formulieren. **Dies gilt für alle Therapien.**

Der Organ-Vitalitäts-Status

Besonders wichtig ist, nach dem Funktions-Status-Test, der Vitalitäts-Status-Test. Hierzu ist zu sagen, daß die Summe aller Energieflüsse die Vitalität der Organe ergibt bis hin zum ganzen Körper in allen seinen Funktionen. Die Vitalität stellt also die optimale Lebenskraft dar.

Die Vitalität ist die Harmonisierung von allen Chakras zur Stimulierung, Kräftigung und Anregung des Immunsystems. Über die Chakras, d.h. über die Energiezentren des Körpers und über die Meridiane, die Energie-Leitbahnen des Körpers, dringen die geistigen, kosmischen Kraftimpulse und Energien in den physischen Leib. Der geistige, kosmische Energiefluß erregt als Information die Körperzellen-Resonanz und damit die physikalische Körperenergie. Wir können die kosmischen Schwingungen für uns selbst nutzen und können sie auch wieder ausstrahlen und für die Umgebung einsetzen. Durch das Ausstrahlen gewinnen wir für uns selbst auch Energie.

Ist die Vitalität optimal, so ist auch die Aura-Energiedichte optimal und gibt uns Schutz vor aggressiven physischen und psychischen Einflüssen. Die Vitalität ist die Harmonie von Geist, Seele und Körper.

Der Organ-Vitalitäts-Status-Test und Behandlung

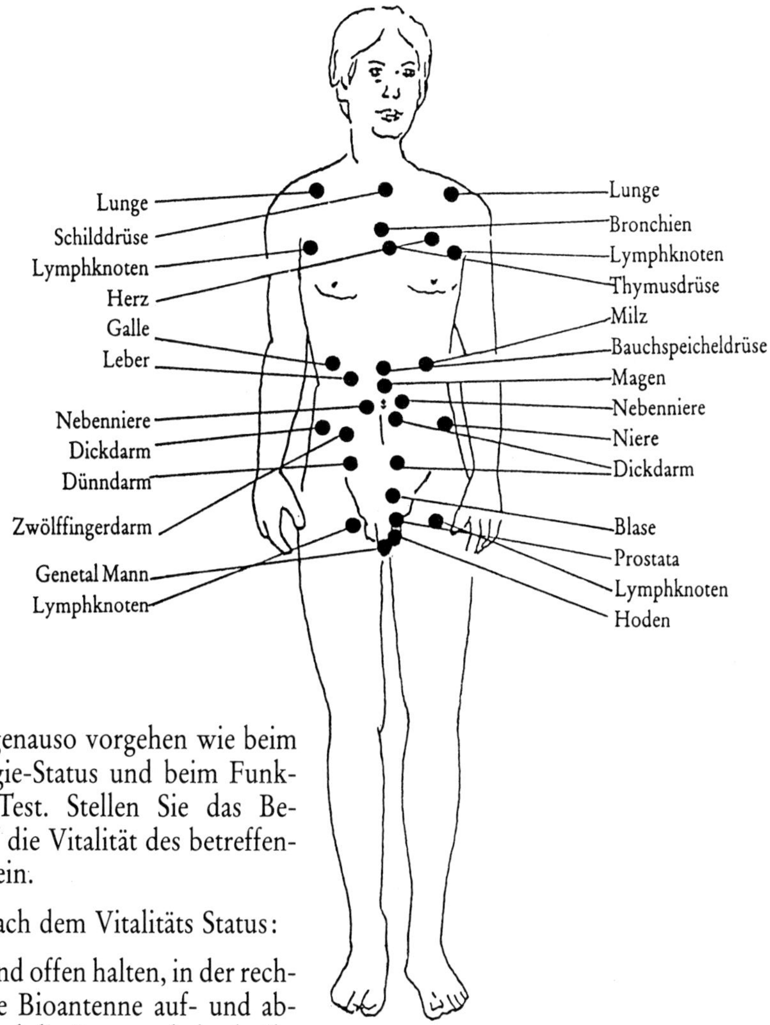

Sie können genauso vorgehen wie beim Organ-Energie-Status und beim Funktions-Status-Test. Stellen Sie das Bewußtsein auf die Vitalität des betreffenden Organs ein.

Fragen Sie nach dem Vitalitäts Status:

Die linke Hand offen halten, in der rechten Hand die Bioantenne auf- und abschwingen und die Prozentskala abzählen.

Zählen Sie von 30 % an aufwärts. Sprechen Sie laut: Energie Status 30–40–50–60–70–80–85–90–95–96–97–98–99–100 %? 100 % wäre optimal.

Wenn Sie den Antennenkopf gedämpft auf- und abschwingen lassen, so finden Sie genau den Wert, wenn der Kopf plötzlich auf eine links-rechts-Bewegung wechselt.

Die Behandlung erfolgt nun wie zuvor. Energiestatus und Funktionsstatus optimal 100 % herstellen. Den Pluspol des Yin-Yang-Energizers auf das betreffende Organ halten und die Bioantenne solange rechts rotieren lassen bis zum Stillstand.

Entladung des Blutes von technischen Strahleneinwirkungen

Durch die immer stärker werdende technische Reizüberlastung infolge von allen möglichen leitungslosen Schwingungsinformationen, angefangen von Mikrowellen- bis Kraftstromanlagen und Hochspannungsleitungen in ihren zahlreichen Schwingungsfrequenzen, werden die Menschen immer immunschwächer.

Stellen Sie beim Abfragen der einzelnen Schwingungsbelastungen fest, daß die Haut als Antenne diese Schwingungen so stark aufgenommen hat, daß das Blut mit diesen zahlreichen Schwingungsfrequenzen oder besser gesagt, mit Schwingungssmog überladen ist, so müssen Sie das Blut entladen.

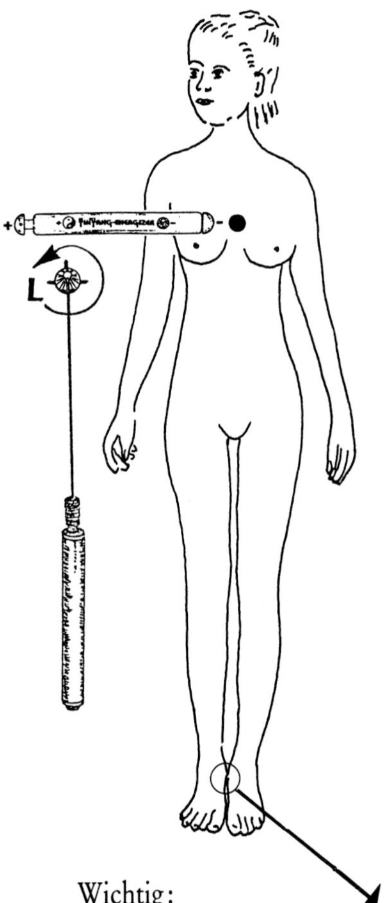

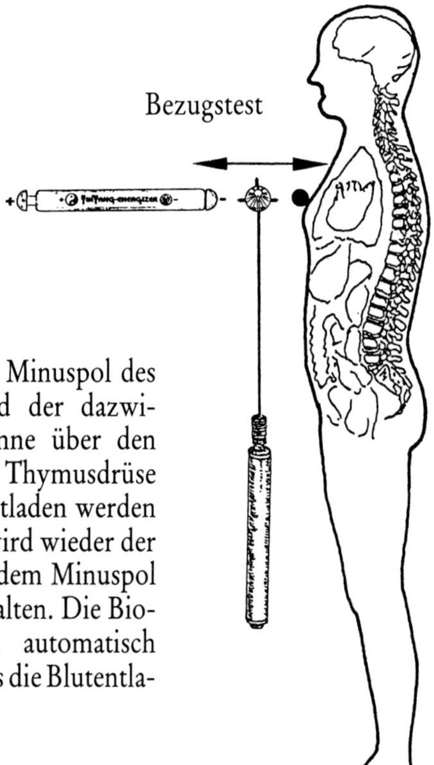

Hier kann man über den Minuspol des Yin-Yang-Energizers und der dazwischengehaltenen Bioantenne über den Bezugstest im Bereich der Thymusdrüse feststellen, ob das Blut entladen werden soll. Ist dies der Fall, so wird wieder der Yin-Yang-Energizer mit dem Minuspol auf die Thymusdrüse gehalten. Die Bioantenne schwingt dann automatisch linksrotierend so lange, bis die Blutentladung beendet ist.

Wichtig:
Wenn mit dem Minuspol des Yin-Yang-Energizers entladen wird, dann müssen die Füße mit Kontakt zusammenstehen.

Die Entladung des Blutes von technischen Strahleneinwirkungen

Alle biologischen Prozesse werden von elektrischen Strömen begleitet. Unser Herz sendet mit jedem Schlag einen elektrischen Impuls aus, der im Elektrokardiogramm (EKG) gemessen werden kann. Auch unsere Gehirnströme bzw. die Gehirnaktivitäten werden im Elektroenzephalogramm (EEG) registriert, und die Aktionsströme unserer Muskeln können im Elektromyogramm (EMG) aufgezeichnet werden. Hätte man ausreichend feine Instrumente, könnte man elektrische Ströme von allen Organen und sogar von allen Zellen messen.

So können wir verstehen, welche Gefahr für uns die totale Elektrifizierung unserer Umwelt bedeutet. In unserem Körper, wo alle Funktionen mehr oder weniger „elektrisch" gesteuert werden, können ganz neue Erkrankungen durch Störungen im elektromagnetischen System verursacht werden und den biologisch-dynamischen Energie-Fluß stören.

Besonders unser Blut ist eine Materie, die sich aufladen kann. Wenn wir in der Nacht mehrere Stunden in Ruhestellung ganz feinen energieschwachen, aber hochschwingenden (hochfrequenten) schädlichen Störstrahlungen ausgesetzt sind und das über Monate oder Jahre, dann kann unser Blut, das normalerweise magnetisch ist, elektrisch werden. Ein von außen einwirkendes elektromagnetisches Feld kann das Blut entmagnetisieren, wie die magnetische Information auf ein Audio- oder Videoband. Das magnetische Wechselfeld des Wechselstromes löscht radikal. So kann die magnetische Komponente des Blutes „gelöscht" und die körpereigene Elektrizität herabgesetzt werden und damit auch die Aktivität des Immunsystems.

Die körpereigenen Abwehrkräfte werden also reduziert. Im Blut werden die Antikörper erzeugt, die die Aufgabe haben, Bakterien, Viren und fremde Zellen zu vernichten. Gerade die hohe Oberflächenspannung im Blutserum ist von größter Wichtigkeit. Wird die Spannung schwach, dann fallen die minuspoligen Oberflächenpotentiale zusammen und die Zellen schrumpfen. Es kann zur Klumpenbildung kommen und zu Thrombosen und Infarkten führen. Meistens ist dann der Blut-pH-Wert nicht mehr normal. Das Blut kann zu dick- oder dünnflüssig werden und der Sauerstoffanteil im Blut und damit im ganzen Körper stimmt nicht mehr.

Entladung von Giften

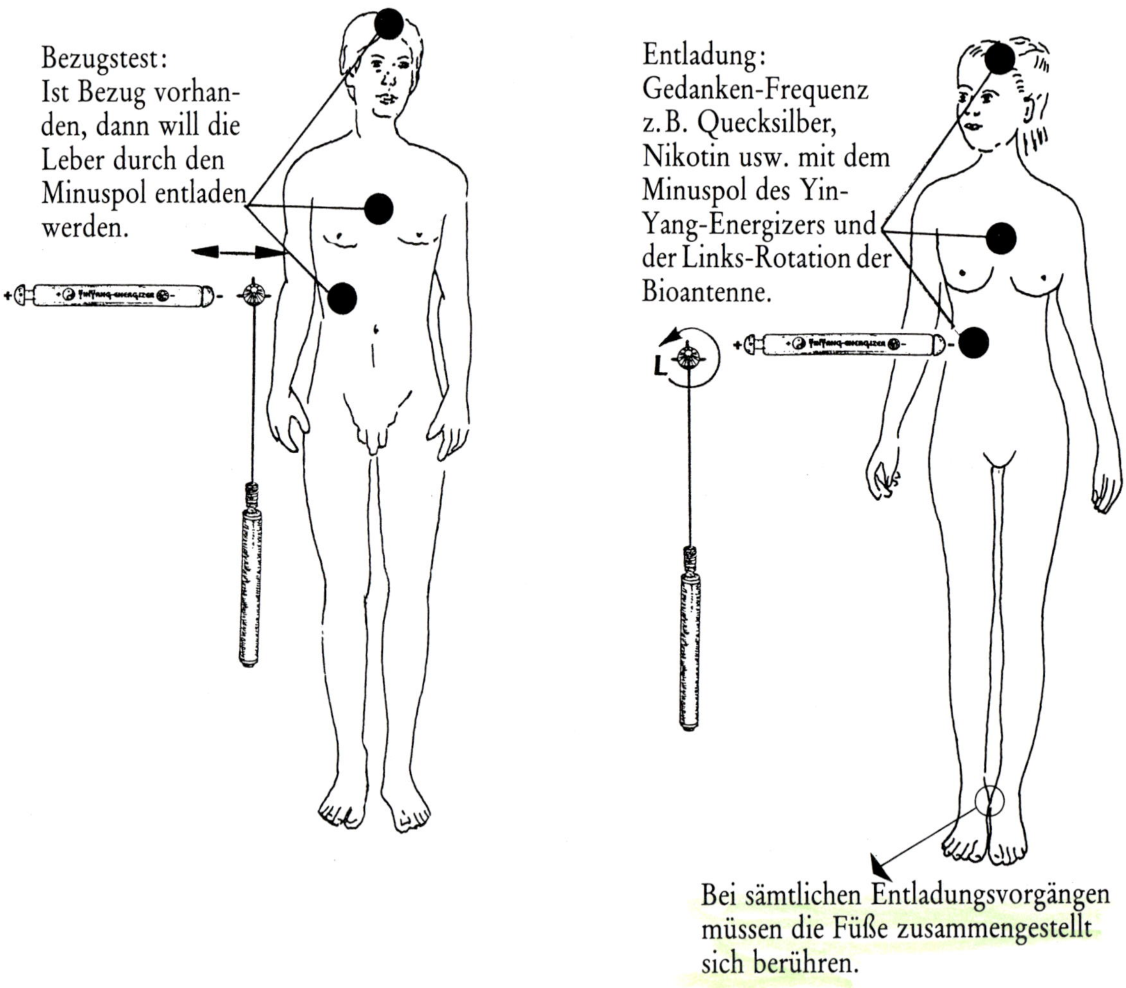

Nicht nur über die Leber, sondern auch ganzkörperlich können über die Thymusdrüse Nieren und Nebennieren und schließlich die Gehirnzellen von allen organischen und anorganischen Giften, besonders von Schwermetallen (z.B. Quecksilber aus Amalgam) und Psychopharmaka, Cortisone mit dem Minuspol des Yin-Yang-Energizers und der entsprechenden Linksrotation der Bioantenne entladen werden.

Entladung von Giftenergien und Giftinformationen

Etwa 300mal täglich fließt das Blut durch die Leber. Sie ist das blutreichste Organ im Körper. Die Leber ist Kontrollstation, Entgiftungsstation, zentrales Chemielaboratorium, Brennstofflager und Versorgungsstelle. Über 500 Aufgaben hat die Leber zu erfüllen. Wenn sie nur in einer Aufgabe versagt, hat das verhängnisvolle Folgen für den Körper.

In der Leber sammeln sich alle Giftstoffe von Medikamenten, Genußmitteln, Nikotin, Koffein, Alkohol, Drogen und vor allem in der Regel Quecksilber aus Amalgamplomben. Im Laufe der Zeit kann die Leber sich mit den Energien dieser Giftstoffe überladen. Die Giftstoffe können auf normalem Wege nicht mehr abgebaut werden. Sie verursachen schwere bis schwerste Blockaden in der Ganzheit des menschlichen Körpers.

Durch die Bioantenne in Verbindung mit dem Yin-Yang-Energizer können wir die Leber von den Giftstoffenergien entladen. **Wenn wir diesen körperbelastenden Energien ihre Wirkung und ihre Informationen nehmen, dann haben die stofflichen Substanzen keinen Einfluß mehr.**

Wie entladen Sie die Energien und die Informationen der Gifte aus dem Körper?

* Sie halten den Yin-Yang-Energizer mit dem Minuspol ungefähr 20 cm von dem Leberpunkt des Körpers entfernt und die Bioantenne dazwischen.
* Bei Überladung der Leber pendelt die Bioantenne zwischen dem Minuspol des Yin-Yang-Energizers und der Leber hin und her. Dies ist ein Zeichen, daß die Leber energetisch entladen werden will.
* Halten Sie dann den Yin-Yang-Energizer linkshändig direkt nach dem Bezugstest mit dem Minuspol auf den Bereich der Leber. Sie stellen dann fest, daß die Bioantenne linksrotierend das Organ entlädt. (Die Füße stehen zusammen und berühren sich.)
* Bleibt die Bioantenne nach einer gewissen Zeit linksrotierend stehen, so schalten Sie noch einmal Ihr Bewußtsein auf „Entladung aller Spurenelemente". Wenn die Bioantenne danach stehen bleibt, ist der Entladevorgang beendet.
* Bei einem weiteren Bezugstest stellen Sie nunmehr fest, daß die Bioantenne sich nicht mehr bewegt.
* Fragen Sie ab, wie oft, wievielmal, in welchen Zeitabständen Sie diesen Entladevorgang wiederholen müssen, bis sich weitere Behandlungen erübrigen.

Der Alta Major Punkt

Der Alta Major Punkt ist der höchste Punkt unserer Wirbelsäule. Er ist der nahtlose Übergang vom Gehirn zum Zentralnervensystem in unserem Rückenwirbelkanal und stellt die Verbindung zwischen Körper und Geist her. Er wird zu einem Kanal für die Lebensenergie. Die geistige Energie wird insbesondere über das Scheitelchakra in physische Körperenergie umgewandelt, wobei der Alta Major die Schleuse der Gehirn-Schaltvorgänge als Energiefluß zum Körper darstellt.

Auch wenn wir auf zwei Beinen stehen und den Kopf oben tragen, heißt das lange noch nicht, daß wir aufrecht sind. Oft sind wir bedrückt, geknickt, beladen, lassen den Kopf hängen, tragen ein „Kreuz“ und fühlen die Angst im Nacken. Hilflosigkeit läßt unsere Schultern hängen, und wir wirken nicht nur bedrückt und geknickt, sondern wir sind es auch. Unser Körper, der die innere Haltung nachvollzieht, beugt sich, bereitet Schmerzen, und wir verlieren die Lebensfreude, weil die Lebensenergie nicht mehr frei fließen kann. Die Eindrücke, oft schon seit früher Kindheit mitgeschleppt, hinterlassen Spuren an der schwächsten Stelle der Wirbelsäule, besonders an den sieben Halswirbeln.

Durch die Wirbelsäulenveränderung in den Halswirbeln muß sich der Körper einen statischen Ausgleich in den Lendenwirbeln schaffen. Das kann zu ungeheurem Druck auf die Bandscheiben und zu einer Verengung der Zwischenwirbellöcher führen. Dadurch werden die austretenden Nervenwurzeln gereizt und gedrückt und Störungen an den entsprechenden Organen verursacht.

Besonders kann der 7. Halswirbel durch Schleudertraumas, auch durch einen plötzlichen Kopfruck, z.B. Kfz-Unfall, Sportunfälle, Fahrrad- und Treppenstürze usw. belastet worden sein. Es kann in der Regel zu krassen Energiestaus kommen, welche oft langanhaltende bis chronische Migräne, Schulterverspannungen usw. hervorrufen.

Hier hilft uns Alta Major, unsere Haltung zu entdecken und unser Sein zu begreifen und mit der Bioantenne und dem Yin-Yang-Energizer die Energiestaus zu lösen.

Auflösung von Energiestau (verursacht oft durch Schleudertrauma)

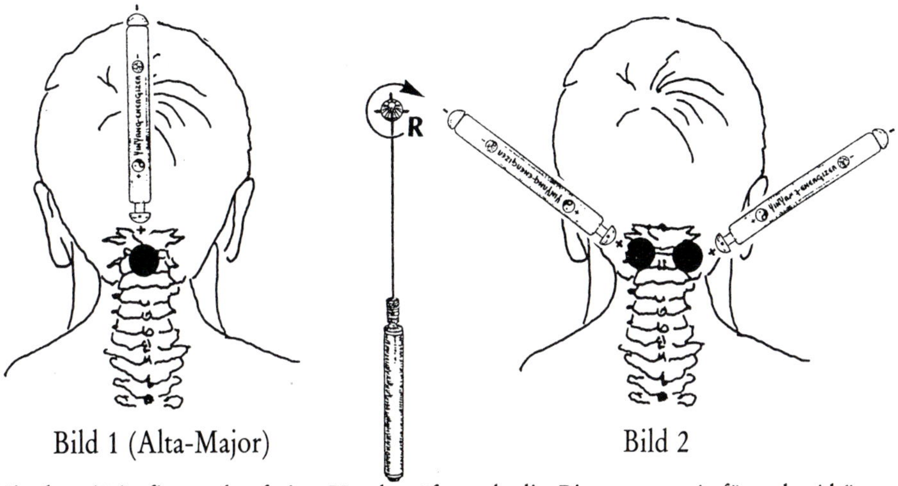

Bild 1 (Alta-Major) Bild 2

Test: Mit dem Zeigefinger der freien Hand prüfen, ob die Bioantenne „Auf" und „Ab" schwingt. Dies zeigt, daß die Energie vom Kopf in der Wirbelsäule zum Körper fließt. Bei Rechtsrotation der Bioantenne ist ein Energiestau vorhanden. Bei Linksrotation liegt kein Trauma vor.

Zu Bild 1:
Beugen Sie den Kopf mit Kinn bis zur Brust, halten Sie den Yin-Yang-Energizer mit Pluspol auf den 7. Halswirbel und denken Sie an: „Beseitigung aller Entzündungen und Blockaden, tiefenwirksam, 7. Halswirbel!" Die Bioantenne dreht rechtsrotierend bis Stillstand oder auf und ab. Dann fragen Sie ab, wievielmal es wiederholt werden soll.

Zu Bild 2:
Den Kopf bis zur Schmerzgrenze nach links, bzw. danach nach rechts drehen. Denken Sie an: „Beseitigung tiefenwirksam aller Entzündungen und Blockaden." Ist die Rotation der Bioantenne zu Ende, den Kopf wiederum bis an die Schmerzgrenze weiterdrehen, bis die Bioantenne nicht mehr rotiert. Dann so oft wiederholen, bis die Bioantenne nicht mehr rotiert. Die Behandlung mit der jeweils anderen Seite genauso durchführen. Alsdann wieder abfragen, wievielmal, in welchen Zeitabständen, zu welcher Tageszeit dies wiederholt werden muß.

Energiestau-Auflösung: Energizer mit dem Pluspol auf den Punkt von Schädeldecke-Ende und 1. Halswirbel halten. Die Bioantenne solange rechtsrotieren lassen bis zum Stillstand. Vorsicht ist aber geboten, denn es können sich Kreislaufstörungen bis Kollapse einstellen. Deshalb vorher abfragen, ob man darf. Zu empfehlen ist, vorher die Chakras zu öffnen. Alsdann abfragen wievielmal, in welchen Zeitabständen, zu welcher Tageszeit dies wiederholt werden muß.

Die Punkte Bild 2 werden genau wie Bild 1 behandelt. Die Auflösung dieser Blockaden ist besonders wichtig, insbesondere nach einem Unfall (Schleudertrauma).

Energetische Aufladung bei Rückenschmerzen

Bei Blockaden bzw. Schleudertrauma des 1. Halswirbels können empfindliche Schulter- und Armschmerzen, verbunden mit starken Verspannungen, auftreten, die sich zumeist mit zuvor genannter Methode auflösen lassen.

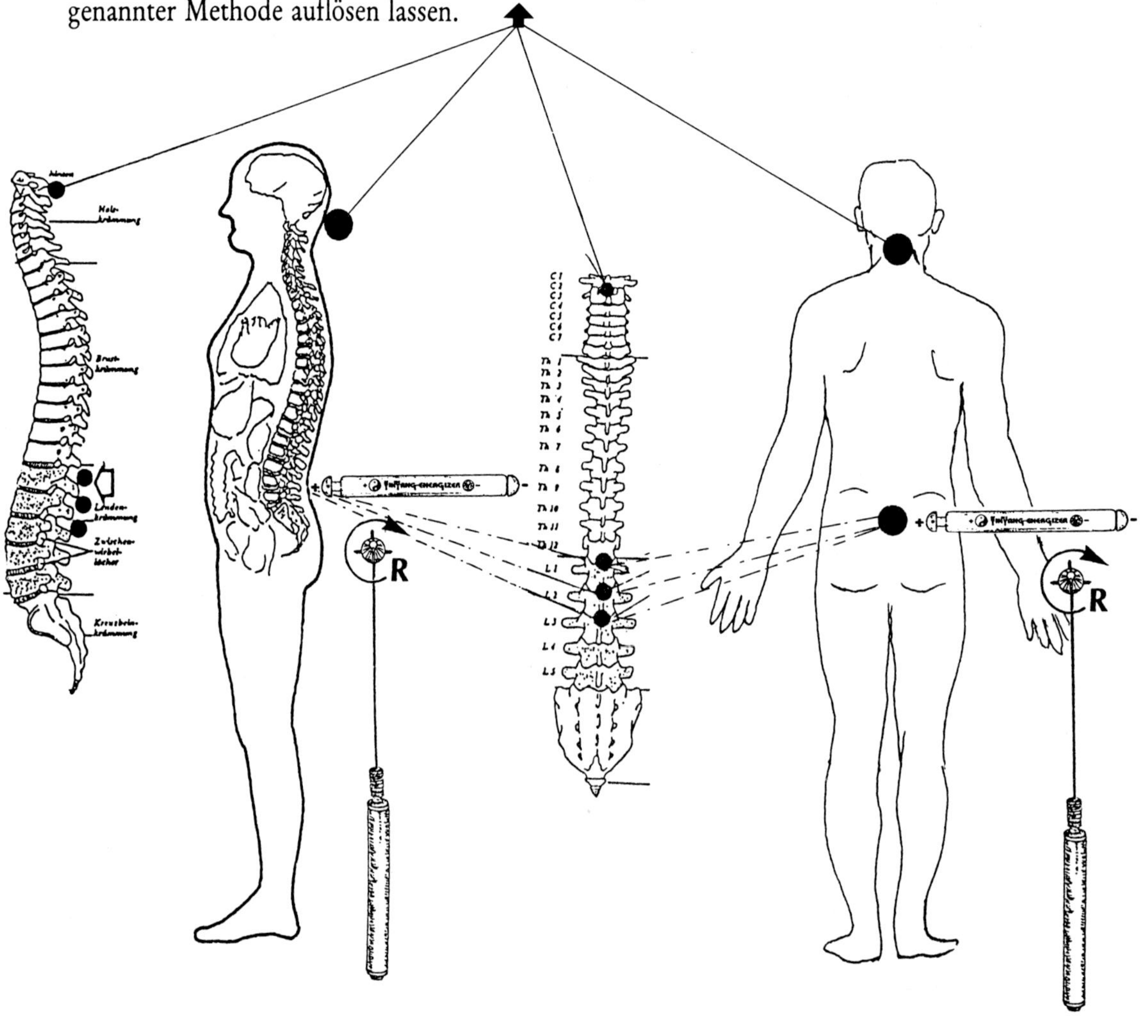

Den Energizer mit dem Pluspol auf den Punkt setzen. Die Bioantenne solange rechtsrotieren lassen, bis zum Stillstand. Auf diese Weise kann der Energiemangel aufgehoben werden. Beachten Sie genau die nebenstehenden Erklärungen.

Wirbelsäule und Bandscheibenschäden

Viele Menschen haben im Laufe ihres Lebens durch Energiemangel in der Wirbelsäule, meist in den Lendenwirbeln, Bandscheibenschäden. Die Bandscheibe ist ein flexibles Gebilde und drückt sich zwischen den einzelnen Wirbeln, je nach Belastung, im Laufe der Zeit zusammen, so daß die Wirbel sich berühren oder verschieben.

Sie können dies testen, indem Sie jede einzelne Bandscheibe über die Bioantenne abfragen. Ist die Bandscheibe in Ordnung, so schwingt die Bioantenne auf und ab. Die Auf- und Abschwingung geschieht deshalb, weil die Wirbelsäule die Mitte des Menschen teilt und somit plus- und minuspolig die Energie fließt. Deshalb schwingt die Bioantenne auf und ab. Schwingt die Bioantenne beim Test dann plötzlich an einem bestimmten Punkt auf Rechtsrotation über, so ist ganz sicher dort ein Energiemangel in der Bandscheibe und damit ein Energiestau in der Wirbelsäule vorhanden.

Sie können also den Yin-Yang-Energizer, vom Kopf-Hals-Wirbel angefangen, langsam die Wirbelsäule herunterfahren und, wenn die Bioantenne eine Rechtsrotation anzeigt, so bleiben Sie mit dem Yin-Yang-Energizer und dem Pluspol dort stehen, bis die Rotation der Bioantenne aufhört. Wenn Sie sich nunmehr bücken, so werden die Wirbel auseinandergezogen, die Bandscheibe liegt freier und nimmt dann erneut durch Rechtsrotation der Bioantenne bis in den tiefsten Bereich Energie auf. Sie sollten auch hier Ihr Bewußtsein auf „Tiefenwirkung“ einstellen. Bleibt die Bioantenne stehen, so können Sie in der Regel davon ausgehen, daß die Rückenschmerzen zunächst beseitigt sind. Auch hier die Wiederholungen abfragen.

Meistens treten Rückenschmerzen zwischen dem 4. und 5. Lendenwirbel auf. Hier ist die Wirbelsäule auch häufig durch das Hohlkreuz stark belastet. Von hier links und rechts ausstrahlend über die Hüfte bis in die Zehenspitzen verläuft der Ischiasnerv, der dann bei der Bandscheibenblockade Schmerzen im Rücken, in der Hüfte, in der Kniekehle und in den Füßen auslösen kann.

Bandscheibenvorfälle können mit dieser Energielademethode in Verbindung mit einem Chiropraktiker überzeugend behandelt werden.

Das Lymphsystem

Das Lymphsystem dient dem Stoffwechsel und sichert die gesunde „Umwelt" der Zellen. Die Gewebsflüssigkeit selbst gestattet die Versorgung der Zellen mit Bau- und Betriebsstoffen und übernimmt die dort anfallenden Abbauprodukte. Außerdem hat das Lymphsystem besondere Aufgaben im Rahmen der Infektionsabwehr zu erfüllen. Das funktionierende Lymphsystem mit seinen Lymphknoten ist deshalb als ein wichtiges Abwehrsystem des Körpers gegen eingedrungene „Feinde" zu betrachten.

In die Lymphbahnen sind regionale Lymphknoten eingeschaltet, die einer Filter- und Abwehrfunktion dienen. Gruppen von Lymphknoten befinden sich im Hals, in den Achselhöhlen, in den Leisten und Knien sowie entlang der Rumpfmitte. Befinden sich im Einzugsgebiet bestimmter Lymphknoten eine Entzündung durch Giftablagerungen oder eine Geschwulst, dann schwellen die Lymphknoten an.

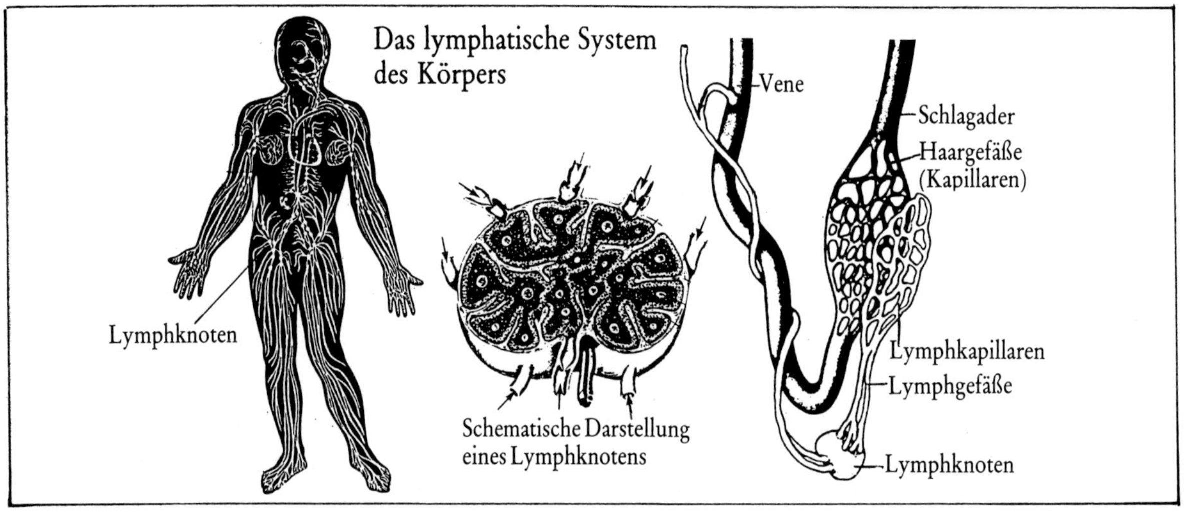

Da das Lymphsystem über keine „Pumpe" verfügt, wird es nur durch genügende Bewegung und Körperenergie angetrieben. Durch unsere sitzende Lebensweise bedingt, ruht es häufig zu viel, so daß Stoffwechselprodukte (Giftstoffe und Schlacken) länger in der Zellumgebung verbleiben. Durch solche Stauungen im Gewebe kann ein schmerzhafter Druck empfunden werden. Es kommt zu Verkrampfungen, Durchblutungsstörungen, zu Kopfschmerzen, Migräne, geschwollenen Beinen und Füßen, bei Frauen zu Geschwülsten in den Brüsten und bei Männern zu Prostataleiden. Hier ist naturmedizinische Beratung und Hilfe dringend angesagt. Wie Lymphstauungen durch die Bioantenne und den Yin-Yang-Energizer aufgelöst werden können, wird auf nebenstehender Grafik gezeigt.

Lymph-System
Hauptblockadepunkte

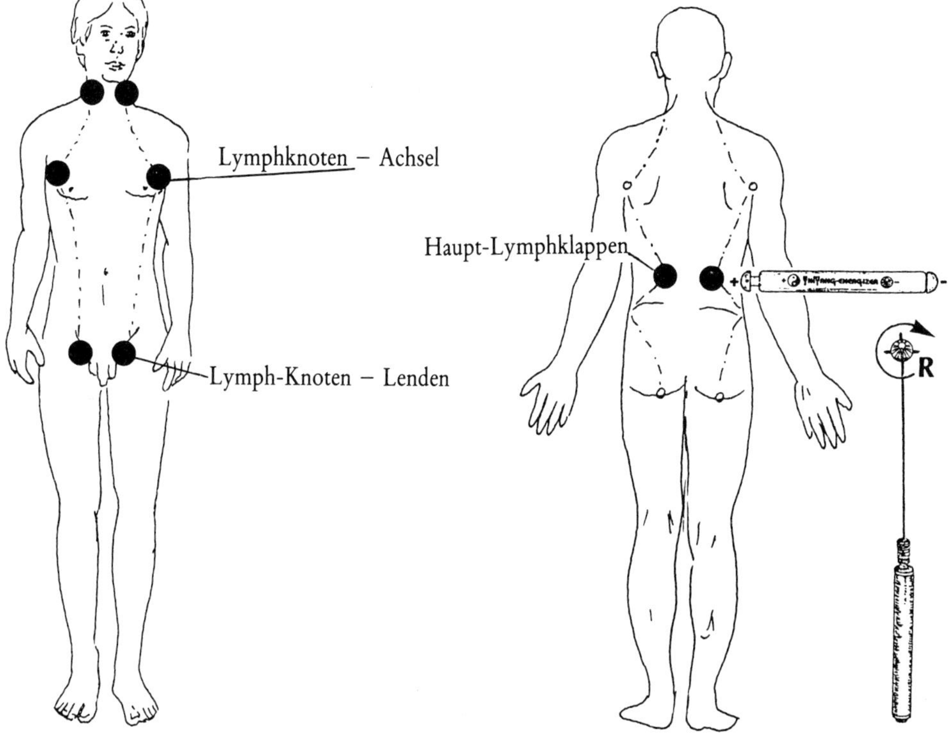

Oft haben die Menschen kalte oder kribbelnde Hände oder Füße, die anschwellen. Hier ist in der Regel an den Hauptlymphknoten ein Stau möglich. Feststellen kann man dies bei einem Bezugstest. In diesem Falle geht man dem Verlauf der Lymphdrainage mit dem Zeigefinger nach. Schwingt dabei der Antennenkopf „Auf" und „Ab", so ist der Lymphfluß gegeben. Rotiert der Antennenkopf beim Testverlauf „rechts", so ist hier ein Stau angezeigt. Dann abfragen, ob hier Giftablagerungen vorliegen. Die Haupt-Staupunkte befinden sich unter der Achselhöhle links und rechts, außerdem sind es noch die beiden Lendenpunkte und die Haupt-Lymphklappen, die sich im Rückenbereich unter der letzten Rippe befinden.

Die Staus beseitigt man, indem man zunächst die Lymphknoten nach der bekannten Entgiftungsmethode reinigt bzw. von anorganischen und organischen Gift- und Schadstoffen und von Informationen der Gifte entlädt. (Sehr wichtig.) Alsdann beseitigt man die Entzündungen und Blockaden mit dem Pluspol des Energizers und der Bioantenne mit dem Gedanken „Lymphblockaden beseitigen" und der Bioantenne rechtsrotierend. Fragen Sie ab, wieviele solcher Energiebehandlungen benötigt werden.

Kurze Kirlianstudie mit Patientenbericht des Arztes Dr. Rolf Bleicher (Mülheim) vor und nach dem therapeutischen Einsatz der Bioantenne und des Yin-Yang-Energizers.

Einfühlsamkeit und Intuition sind sicherlich die Grundvoraussetzungen, die ein naturheilkundlich orientierter Diagnost und Therapeut in seiner Berufsausübung zur Anwendung bringen sollte, ohne die er auch kaum auskommen wird. Häufig aber wünscht er sich ein unkompliziertes Verfahren, das ihm bei der Objektivierung seiner Befunde hilfreich sein könnte.

Ein solches Verfahren haben Semjo und Valentina Kirlian 1936 in Form der „Elektrofotografie im Hochfrequenzfeld" konzipiert, das die von lebenden Objekten ausgehende Luminiszenzen fotografisch darstellt. Energetische Zustandsveränderungen eines Organismus können durch den sogenannten „Kirlianeffekt" fotografisch dargestellt werden. Prof. Popp hat letztlich durch seine Biophotonentheorie die physikalische Erklärung des o.g. Phänomens geben können. Es sind Biophotonen, die z.B. von der Fingerkuppe durch das Fotopapier zur hochfrequent geladenen Metallplatte darunter „durchschlagen" und damit einen fotografischen Schwärzungseffekt hervorrufen. Die Aussendung der Biophotonen ist abhängig vom energetischen Zustand des Hautkontaktareals.

Peter Mandel ordnete die in der Akupunkturlehre bekannten Meridianpunkte den Hautarealen der Finger- und Zehenkuppen zu und konnte somit ein umfassendes Diagnosesystem, das vergleichsweise auch von Dr. Voll in der Akupunkturlehre angewendet wurde, für die Kirlianfotografie empirisch ausdifferenzieren. Typisch für die Anwendung der Kirlianfotografie ist auch die vorher/nachher Vergleichskontrolle.

Im hier abgebildeten Fall finden wir eine 48jährige Patientin, deren Kirlianbild 1 (vor der Behandlung mittels der Bioantenne und des Yin-Yang-Energizers) eine zur beginnenden Degeneration tendierende Stoffwechselsituation darstellt. Diese ist auf dem Bild gekennzeichnet durch die verdichtete Ringstruktur der Lumineszenzen mit nur geringer Einstrahlungsqualität. Punktförmige Verdichtungen gehen in der dichten Ringstruktur unter.

Als Einzelbefunde zeigen sich insbesondere rechts Belastungen im Nieren- und Blasenmeridian, auch links sind Niere und Blase – wenn auch geringer – belastet. Links zeigt der Gallenmeridian sowie linker und rechter Lebermeridian eine Irritation. Das Lymphsystem im Brustbereich und im retrooralen Bereich zeigt sich ebenfalls irritiert.

Vor der Behandlung (Aufnahme 1)

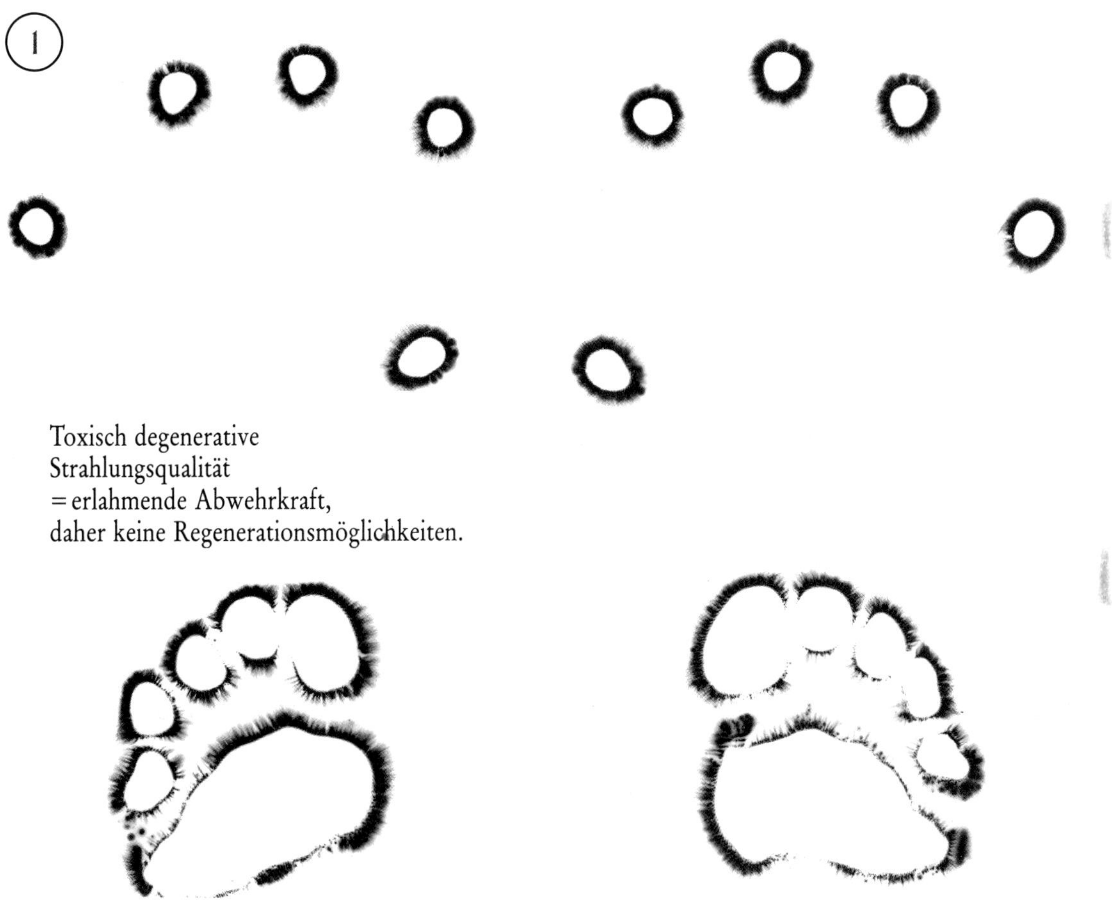

Nach der Behandlung (Aufnahme 2)

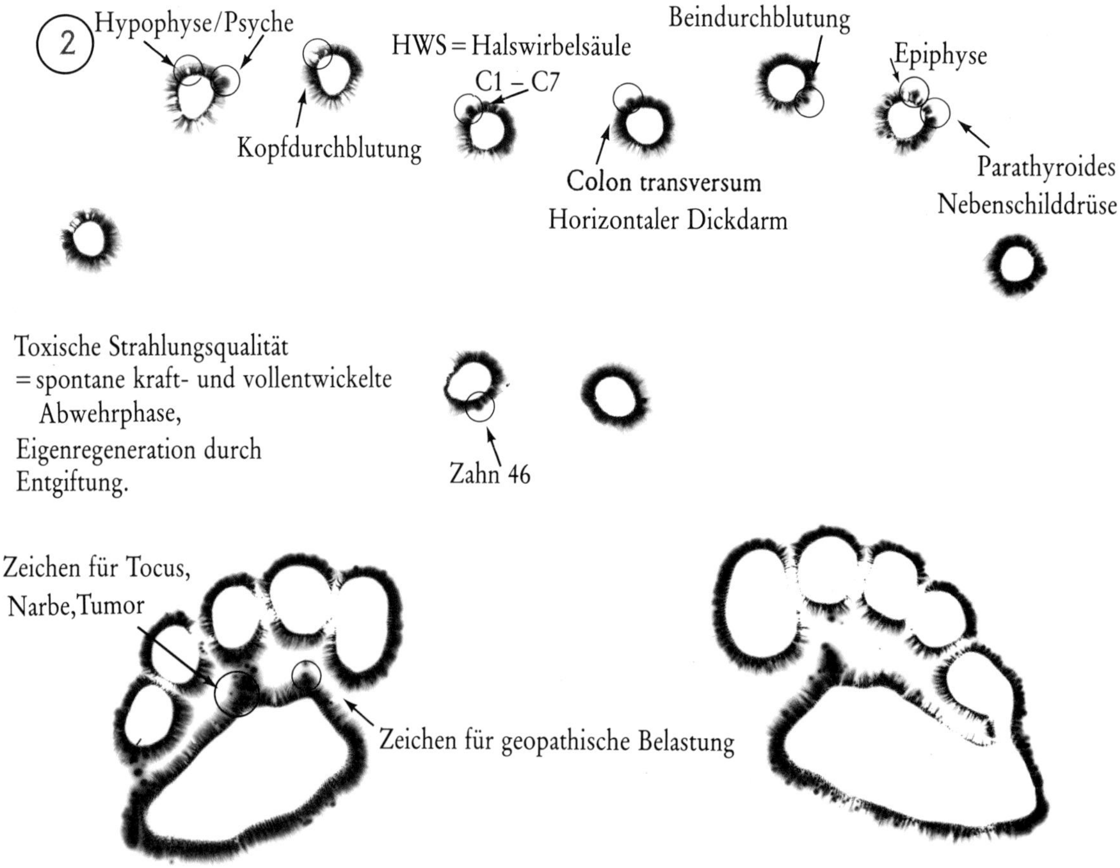

Mehrere bioenergetische Behandlungstherapien würden
nach weiteren Kirlianfotos
eine sonnenartige Abstrahlung der Finger- und Fußkuppen aufzeigen

15 Minuten nach dieser ersten Aufnahme und nach der Therapie durch den Energizer ist eine deutliche Reduktion der degenerativen Struktur auf der Aufnahme 2 festzustellen.

Auf dieser Aufnahme nun ist die Rückführung aus dem degenerativen ins toxische Erscheinungsbild deutlich zu sehen, eine gewünschte Entwicklung, die sich in der nun vermehrt auftretenden Einzelstrahlung ausdrückt. Neben den jetzt erkennbaren Einzelphänomenen, die sich durch punktförmige Verdichtungen lokalisieren lassen, ist jetzt nunmehr ein Phänomen der Streßbelastung in verschiedenen Ableitungen erkennbar, primär hervorgerufen durch die allgemeine Streßsituation der Patientin, möglicherweise aber auch durch den Streß, der den Organismus trifft, wenn eine durchgreifende Therapie durchgeführt wurde.

Subjektiv konnte die Patientin eine Veränderung der lymphatischen Aktivität durch deutlich angeschwollene obere Extremitäten realisieren. Die Tendenz vom degenerativen Weg zum toxischen Erscheinungsbild ist für den Kirlian-Diagnosten eine sehr zufriedenstellende. Eine Weiterbehandlung sollte jedoch durchgeführt werden.

Mülheim/Ruhr *Dr. Rolf Bleicher*

Augentest

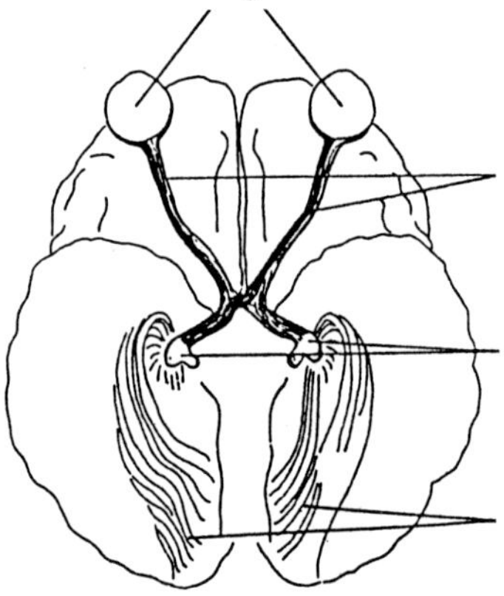

Sehbahnen von den Augen zum Sehzentrum des Gehirns

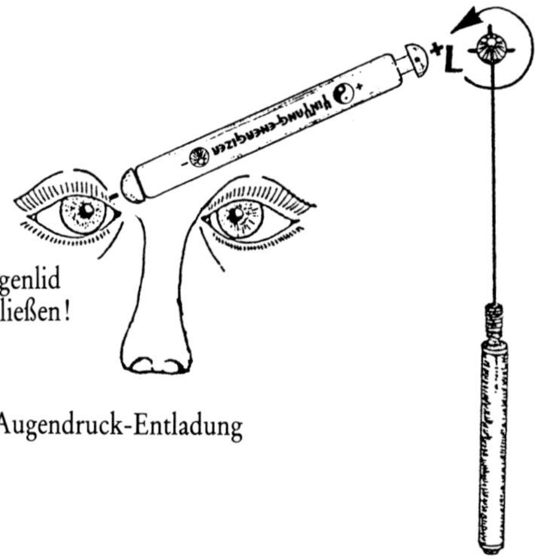

Augendruck-Entladung

Bitte die Füße, wie bekannt, zusammenstellen, weil sich der Entladevorgang nur auf den Augenpunkt konzentrieren soll.

Durch den Bezugstest läßt sich feststellen, ob aufgrund verschiedener Ursachen die beiden Augen einen Überdruck haben. Viele Beschwerden entstehen durch den Überdruck der Augen, die auch von beruflich-technischen Einwirkungen herrühren können.

Oft erhöht sich der Augendruck sehr stark beim Autofahren. Sie können durch den Fahrgastraum, durch den Motorlauf, durch den Katalysator und durch die gesamte Elektronik bei längerer Fahrt sehr stark aufgeladen werden. Dies ist insbesondere im Sommer durch die Entladung des Körpers beim Aussteigen aus dem Wagen festzustellen. Wenn Sie also längere Fahrten unternehmen, so entladen Sie Ihre Augen während einer Pause und Sie werden feststellen, daß Sie nicht müde werden.

Schließen Sie das jeweilige Augenlid und halten Sie mit dem Minuspol des Yin-Yang-Energizers leicht auf die Augenhöhle. Durch Linksrotation der Bioantenne können Sie innerhalb kürzester Zeit den Augendruck normalisieren. Bei der Entladung sollten sich aber Ihre Füße berühren.

Entzündungsblockaden der Augen, der Sehnervbahnen und der primären Sehzentren sind nach dem inzwischen bekannten Muster aufzulösen.

Umpolung von Brillen

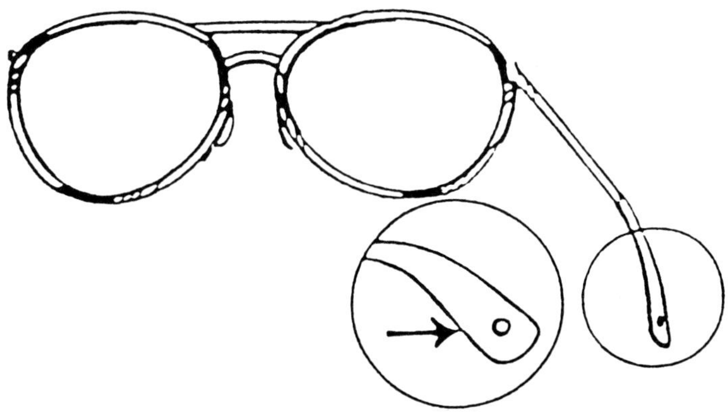

(Methode Paul Schmidt)

Brillen und die Gläser sind in den meisten Fällen im Verhältnis zu den Plus und Minus gepolten Augen falsch gepolt. Dieses kann dann zu überhöhtem Augendruck und zu Fehlsichtigkeit führen. Die Nasenmuscheln der Brillen zeichnen oft unangenehme Rötungen und Druckstellen ab.

Fragen Sie mit der Bioantenne das Auge nach seiner Polung und anschließend das entsprechende Brillenglas ab. Gibt es ungleiche Polung, was in der Regel der Fall ist, so sollte an den Enden der Brillenbügel jeweils ein kleines Loch von ca. 1 mm gebohrt werden. Dies können Sie selbst bohren oder vom Optiker machen lassen. Der Brillenrahmen und die Gläser sind dann in der Regel gleichgepolt. Bitte öfter in Abständen nachprüfen, ob der Zustand so anhält.

Polung Ober- zum Unterkiefer

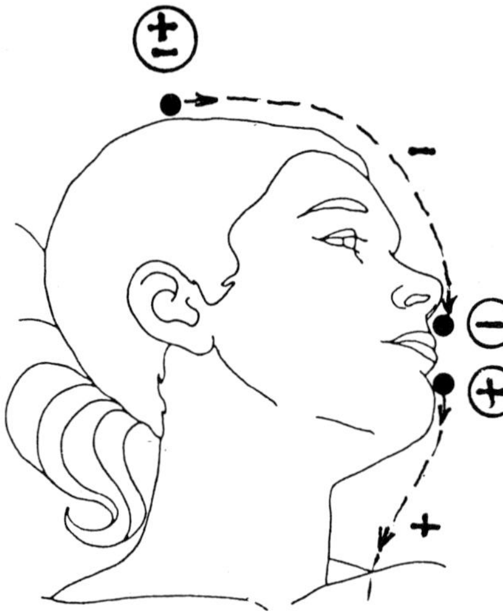

Oberkiefer mit Zähnen = Minuspolung

Unterkiefer mit Zähnen = Pluspolung

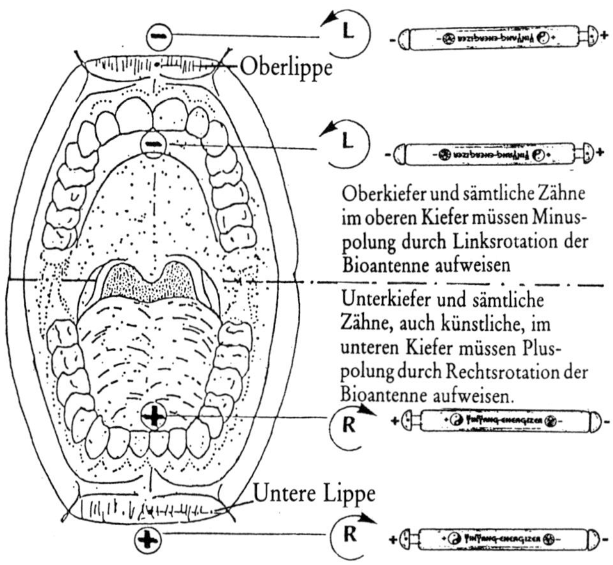

Die Polarität zwischen Oberkiefer (minusgepolt) und Unterkiefer (plusgepolt) ist für die Gesundheit sehr wichtig. Sind Ober- und Unterkiefer gleich gepolt, d. h. zweimal Plus, so können Amalgamplomben, unpassende Goldlegierung, verschiedene Metalle wie Gold/Titan/Amalgam/Kunststoff usw. die Ursache erheblicher Kiefer- und Körperbelastungen sein. Eine Falschpolung kann auch durch nervengetötete Zähne entstehen, die als Halt oder Stütze für Prothesen oder Brücken benutzt werden.

Grundsätzlich sind verschiedene Metalle im Mund ein ernstes Problem, besonders aber Amalgamfüllungen. Bei Übersäuerung des Mundspeichels können sich Schwermetalle sowie Kunststoff-Giftspurenelemente lösen und Stoffwechselstörungen hervorrufen.

Entzündungen von Zähnen, Kiefer oder Teilbereichen des Kiefers kann man bei sich selbst oder mit der Abtastsonde abfragen, ob „ja" eine Entzündung, oder „nein" keine Belastung über den Test mit der Bioantenne vorliegt.

Sehr wichtig ist auch, daß die gegenüberstehenden Zahnpaare sich beim Zubiß auch fest berühren. Sie können dies testen, indem Sie diese hörbar zusammengebissen halten. Wenn die Bioantenne keine Schwingung anzeigt, dann ist es in Ordnung, da ein Kurzschluß der beiden Pole keine Schwingung zuläßt.

Allgemeine Beziehungs- und Körper-Belastungs-Tests

Auf den nachfolgenden Seiten werden in den einzelnen Abschnitten die wichtigsten Belastungen beschrieben und tabellenmäßig erfaßt, denen wir in der Regel ausgesetzt sind. Dies können u. a. mit Giftstoffen oder Pilzen belastete Lebensmittel sein. Es können auch im Wohn- und Arbeitsbereich Belastungen durch Erdstrahlen, technische Strahlen oder gesundheitsschädliche Ausdünstungen durch Baustoffe, Baumaterial oder Möbel sein. Es können Schwermetallbelastungen aus Umweltgiften oder auch durch Zahnbehandlungen (Amalgam, Quecksilber u. a.) vorkommen. Es können Mykosen, also Pilzbelastungen im Blut sein oder allergieauslösende Stoffe aus vielen Bereichen des Lebens. Es gibt also eine Menge von möglichen Belastungselementen, die in Ihrem Umfeld, in Ihrer Umwelt oder an Ihrem Arbeitsplatz anzutreffen sind und von Ihnen mit der Bioantenne getestet werden können.

Beim richtigen und gezielten Abfragen spielt Ihr Bewußtsein eine ganz wichtige und entscheidende Rolle. Wenn Sie die nachfolgend angeführten Fakten und Tabellen der Reihe nach testen, dann halten Sie die freie Hand in die Aura vor sich oder der zu testenden Person. Sie können auch mit der Abtastsonde, deren Kabel am Boden des Haltegriffes der Bioantenne eingestöpselt wird, Informationen auf die gleiche Weise über Fotografien und Schriftproben einholen.

Die Bioantenne in Ihrer Führungshand antwortet dann auf Ihre Fragen, ob belastet oder nicht, mit „ja" durch Auf- und Abschwingen oder mit „nein" durch Links- und Rechtsschwingen. Über Ihr Bewußtsein kommt die Gedankenfrequenz zustande. Wenn die Frequenz vorhanden ist, wird die Bioantenne mit „ja" antworten, ist die Frequenz nicht vorhanden, mit „nein".

Hat der Bezugstest eine Belastung ergeben, dann sollten Sie, wie im Kapitel: Entladung von Giften beschrieben, folgende Organe entladen:

1. Die **Leber,** als die Entgiftungsstation des Körpers.
2. Die **Thymusdrüse** für den gesamten Körper.
3. **Kopf-Entladung** der Gehirnzellen und des **Gehirnwassers (Lymphflüssigkeit)** von allen Giften, vornehmlich von Quecksilber der Amalgam-Zahnfüllungen.
4. **Nieren** und **Nebennieren,** links und rechts.
5. **Wirbelsäule** und **Knochenmark,** möglich bei Multipler Sklerose durch Zeckenstiche über eine Hirnhautentzündung.
6. **Lymphdrüsen** unter **Achsel** und **Lendenansatz** jeweils links und rechts.

Giftstoffe in der Nahrung

In den letzten Jahren haben die Giftstoffe in unserer Nahrung erheblich zugenommen. Allein in Deutschland werden jährlich 70000 Tonnen Pestizide (Schädlingsbekämpfungsmittel) auf 18 Millionen Hektar Ackerland ausgesprüht. 99 % aller ausgebrachten Pestizide gehen daneben in die Luft, in den Boden, in das Wasser und am Ende in unsere Lebensmittel. Es gibt über 1500 Pestizidpräparate mit etwa 250 verschiedenen chemischen Wirkstoffen. Sie werden als Insekten- (Insektizide), Unkraut- (Herbizide), Nematoden- (Nematizide) und Pilzbekämpfungsmittel (Fungizide) eingesetzt.

Der Ernährungsbericht der Deutschen Gesellschaft für Ernährung (DGE) stellte fest, daß 30 % aller untersuchten Produkte (Getreide, Backwaren, Tee, Obst, Gemüse, Wein) nachweisbar mit Pestizidrückständen belastet sind. Halogenierte Pestizide können sogar Krebs auslösen, z.B. Blut-, Lymph- und Immunzellen-Krebs. Außerdem können sie Nervenkrankheiten verursachen. So besteht ständig die Gefahr, daß giftige Pflanzenschutzmittel Obst und Gemüse verseuchen.

Aber auch über das Tierfutter gelangt eine Anzahl hochgefährlicher Stoffe in das Fleisch der Tiere und schließlich durch sie in den menschlichen Körper. Mit einer Unmenge von chemischen Substanzen wird auch die Aufzucht von Mastvieh zur Fleischerzeugung vorangetrieben. Davon können 60 bis 80 für den Menschen gefährliche Stoffgruppen nicht erfaßt werden. Auch Antibiotika können im Tierkörper nicht vollständig abgebaut werden, es bleiben Rückstände, die sich in Leber und Nieren und anderen Innereien sowie im tierischen Fett ablagern. Schlußendlich gelangen diese Stoffe in den menschlichen Körper und können sich, insbesondere im Zusammenhang mit Alkohol, verhängnisvoll auswirken.
Grundlage aller Körpergefährdungen jedoch ist ein geschwächtes Immunsystem mit dem Hintergrund psychischer Grundbelastung und Ängste aller Art.

Belastungs-Test für Lebensmittel

Halten Sie bei Obst und Gemüse die freie Hand über die Frucht, über das Brot, die Lebensmittel oder die Getränke. Schwingt die Bioantenne „auf" und „ab", so sind diese Nahrungsmittel ohne Belastung von Schadstoffen. Schwingt die Bioantenne jedoch in Rechtsrotation, so ist eine Schadstoffbelastung angezeigt.

Hier ist zu bemerken, daß grundsätzlich verdorbene oder verschimmelte Lebensmittel niemals verzehrt werden dürfen.

Nehmen Sie bei einer Schadstoffbelastung den Yin-Yang-Energizer, legen den Minuspol an die Frucht usw., denken Sie an „ich entlade die Energie aller Schadstoff-Spurenelemente und Informationen 100 %." Die Bioantenne macht solange Links-Rotation, bis sie „auf" und „ab" schwingt oder stehenbleibt. Die Schadstoffe haben dann keine Energie und keine Information mehr.
Wenn Sie den Plus-Pol an die Frucht oder an die Lebensmittel legen, so denken sie an „optimale bzw. erntefrische Energieaufladung". Die Bioantenne macht solange Rechtsrotation, bis der Schwingkopf „auf" und „ab" schwingt oder stehenbleibt. Die Lebensmittel sind dann 100% energiegeladen.

Beispiel einer Tabelle zum Abfragen für Beziehungs- und Belastungstests bei Lebensmitteln:

Milch und Milchprodukte		**Getreide**
Yoghurt mager	Quark	Dinkel
Yoghurt fett	Sahne	Buchweizen
Magermilch	Schafskäse	Gerste
Butter	Schafsmilch	Grünkorn
Cheddakäse	Ziegenmilch	Hafer
Emmentaler	Creme fraiche	Hirse
Gouda		Reis
Harzer	**Eiweißprodukte**	Mais
Kochkäse	Hühnerei, gekocht	Roggen
Kuhmilch	Hühnerei, roh	Weizen
Buttermilch	Natureiweiß	Sesamschrot
Milcheiweiß	Soja	Natron-Brot
Milchzucker	Sojaprodukte	Nudeln

Fleischsorten
Wildschwein
Hühnerfleisch
Kalbfleisch
Lammfleisch
Rindfleisch
Schweinefleisch
Truthahnfleisch
Wildfleisch, Reh
Wildgeflügel

Fische, Muscheln
Dorsch (Kabeljau)
Forelle
Garnele
Hering
Hummer
Karpfen
Krabbe
Lachs
Miesmuschel
Sardelle
Seelachs
Schellfisch
Scholle
Tintenfisch
Thunfisch
Austern
Dosenfisch allg.
Lachs geräuchert

Gemüse und Gewürze
Dicke Bohnen
Bohnen, grüne
Bohnen, weiße
Brokkoli
Champignons
Erbse
Feldsalat
Grünkohl
Lauch
Gurke
Karotte
Kartoffel
Knoblauch
Kohl
Kopfsalat
Linsen
Mangold
Paprika
Petersilie
Radieschen
Rettich
Rote Bete
Runkelrübe
Sauerkraut
Sellerie
Senf
Spargel
Spinat
Tomate
Zwiebel
Zimt
Blattsalat
Möhren
Rotkohl
Schwarzwurzel
Blumenkohl
Zucchini

Aubergine
Fenchel
Kresse
Kichererbse

Obst und Südfrüchte

Aprikose
Ananas
Apfel
Avokado
Banane
Birne
Erdbeere
Grapefruit
Himbeere
Honigmelone
Johannisbeere
Kirsche
Kiwi
Kürbis
Mandarine
Mango
Mirabelle
Orange
Passionsfrucht
Pfirsich
Pflaume
Quitte
Rosinen
Sanddorn
Stachelbeere
Wassermelone
Weintraube
Zitrone
Rhabarber

Öle und Fette

Cocosfett
Distelöl
Maisöl
Olivenöl
Sonnenblumenöl
Walnußöl
Leinöl
Mayonnaise
Margarine

Säfte

Multivitaminsaft
Johannisbeer-
Kirsch-
Sauerkraut-
Trauben-
Apfel-
Karotten-
Aprikosen-
Tomaten-
Pflaumensaft

Nüsse und Ölsaaten

Pinienkerne
Cashewnuß
Erdnuß
Haselnuß
Kastanie
Kokosnuß
Mandel
Paranuß
Pistazien
Sojabohne
Sonnenblumenkerne
Walnuß

Beispiel einer Tabelle zum Abfragen für Beziehungs- und Belastungstests bei Baustoffgift-Belastungen

Dioxin
Formaldehyd
PCP (Pentachlorphenol)
Lindan
Fluor
Asbest

Bitumen
Dichlorethan
Epoxidharze
Ethyl-Benzol
Phenol
Styrol

Teer
Toluol
Trichlorethylen
Venylchlorid
Xylol (Xyladekor)
Arsen

Sonstige chemische Giftstoffe.
Testfrage: Sonstige Giftbelastungen?

Asbest aus Schwebeteilchen von z. B. Dächern, Fassadenverkleidungen

Klimaanlagen; bei Klimaanlagen wird eine Unzahl von Groß-Ionen eingeatmet.

Testfrage: Körperbelastung mit Groß-Ionen

Belastungen im Wohn- und Arbeitsbereich

Jedes Haus sollte ein geeigneter Lebensraum sein, in dem wir wohnen, uns wohlfühlen und uns erholen können. Es soll also nicht nur Aufenthaltsraum sein, sondern es soll auch unserem geistigen, seelischen und gesundheitlichen Wohlbefinden dienen. Vergleichbar mit einer dritten Haut umgibt uns der umbaute Raum. Die innere Schicht der Wohnung, die Oberflächenmaterialien von Wand, Boden und Decke, ihre Struktur und Farbe bilden einen direkten Bezug zu uns. Hier bestehen wie in einem Ökosystem Vernetzungen zwischen uns und der gebauten Umwelt.

Es sollte deshalb streng darauf geachtet werden, daß die für die Raumausstattung verwendeten natürlichen Materialien keine Behandlung mit giftigen Chemikalien erfahren haben. Untersuchungen in Dänemark haben ergeben, daß in der Raumluft von Wohnungen mehr als 50 giftige Substanzen vorhanden waren.

Das Verhängnisvolle liegt darin, daß Produkte wie Spanplatten, Kleber, Lacke, Holzschutzmittel, nach wenigen Tagen wohl ihre giftigen Gase abgegeben haben, dann aber die Schadstoffe in Tapeten, in Teppichböden, in Büchern, Möbeln und Wänden stecken können. Hierbei handelt es sich meist nicht um die Wirkung eines Einzelstoffes, sondern um das gleichzeitige Zusammenwirken von verschiedenen Wohngiften. Den toxischen Wirkungen dieser Synergismen steht die Wissenschaft noch unwissend gegenüber.

Durch verminderten Luftwechsel in Räumen besonders bei luftdichten Fenstern, wie er zur Einsparung von Heizenergie angestrebt wird, kann es in Häusern, deren Untergrund aus uranhaltigem Urgestein besteht, zu bedenklichen Radon-Konzentrationen kommen (z.B. einige Gegenden der Schweiz). Radon ist ein Zerfallsprodukt von Uran und Thorium. Der Verdacht, daß Radon generell für die Bevölkerung eine Gefahr sein könnte, wurde erstmals vor wenigen Jahren laut.

Das Schlimme ist, daß wir mit unseren Sinnesorganen diese Belastungen nicht wahrnehmen können. Meist werden wir erst durch Krankheitserscheinungen auf die Gefahrenquellen aufmerksam. Mit der Bioantenne können Sie lernen, die Gefahren zu erkennen und die Schadstoff-Belastungen zu entladen.

Beispiel einer Tabelle zum Abfragen für Beziehungs- und Belastungstests bei Störzoneneinflüssen aus dem Untergrund.

Erdstrahlen
Wasserader/Läufe, Wasseraderkreuzung
Currygitter, Currygitterkreuzung

Verwerfungen
Geologischer Schichtenversatz
Bergschäden, Versatz im Bergbau
Felsspalten, Felsspalten mit Wasserströmung
Biologische Magnetfelder
Radon
gasförmige Magnetfeldausstrahlung,
stark im Untergrund mit felshaltigem Erzgestein
natürliche radioaktive Felder
(Menschen, die in Kur-Bäder-Gebieten wohnen, können durch hohe elektrische Aufladungen der Wasserpartikel in der Luft gefährdet sein, z. B. Rheuma).

Kosmische Strahlen
Global-Gitternetz-Streifen (ca 20 cm breit in Nord-Süd- und Ost-West-Richtung (alle ca. 2,45 m)

PWL = Pflanzen-Wachstums-Laser Leitstrahl
eine feinenergetische Reizstreifen-Bildung aus den Frequenzen Wasser und Globalnetzgitterenergie

Benker-Kubus, feinenergetischer aufladender Reizkörper, den man nicht sieht und der sich in geschlossenen Räumen bildet.

Ozon-Belastung

Ozon mit technischen Strahlen kombiniert

Belastungen von Störzoneneinflüssen durch Wasseradern und geologische Brüche

Unter fließendem Grundwasser tritt in der Regel eine veränderte Bodenausstrahlung auf. An den Kontaktflächen des Wassers mit dem Gestein, welches sich wie ein mineralischer Feststoff verhält, baut sich spontan ein elektrisches Potential auf, denn das fließende Wasser zwängt sich durch die Poren des Gesteins und es entstehen Wirbel. Das sich so im Boden bewegende Wasser erzeugt einen sogenannten Strömungsstrom mit elektrischen und magnetischen Feldern.

Senkrecht über einem Grundwasserlauf, entsprechend der Breite, ergeben sich ein Hauptstörstreifen, der an den Rändern hochwirksam ist, und daneben Seitenstreifen, je nach der Tiefe des Grundwasserlaufs. Man nennt diese Zonen geopathogene Zonen (aus dem Griechischen abgeleitet von geo = Erde und pathogen = krankheitserregend.)

Verweilt ein Mensch längere Zeit auf einer solchen Reizzone, so ändert sich sowohl die elektrische als auch die magnetische Komponente seines Kraftfeldes. Wenn diese unphysiologische, gequantelte Strahlung auf den menschlichen Körper einwirkt, so werden, wie bei einer Streßsituation, von den Drüsen Hormone ins Blut ausgeschüttet. Es kommt zu einer erhöhten Aktivität der Drüsen, vor allem der Nebennieren und der Schilddrüse. Durch die gesteigerte Hormonproduktion läuft der menschliche Motor auf Hochtouren und wird mit der Zeit erschöpft. Der österreichische Arzt Dr. Lothar von Kolitscher sagt, daß durch starke Störzoneneinflüsse die Abwehrkraft des Menschen geschwächt wird und mit der Zeit jede Krankheit entstehen kann.

Auch bei geologischen Brüchen und unterirdischen Verwerfungen tritt an den Verschiebungsstellen eine stärkere Grundstrahlung aus. Es zeigt sich eine starke Erhöhung der Intensität des Magnetfeldes. Es besteht auch die Gefahr einer Migration radioaktiver Gase, welche in geologischen Klüften zur Erdoberfläche aufsteigen. Auch die Gefahr einer Radonbelastung ist gegeben.

Besonders wichtig ist es, daß sich der Schlafplatz nicht auf einer Störzone befindet. Durch die Bioantenne können Sie über Ihr Bewußtsein abfragen und die pathogenen Zonen erkennen. Wichtig ist es dann, Ihren Schlafplatz zu verändern. Gleichzeitig können Sie mittels des Yin-Yang-Energizers für eine Stärkung Ihres Immunsystems sorgen.

Beispiel einer Tabelle zum Abfragen für Beziehungs- und Belastungstests bei umwelt-technischen Strahlen-Belastungen.

Hochfrequenter Elektrosmog
Mikrowellen (Strahlen)-Mikrowellenherde, Sender, Satelliten

Radar-Wellen (Strahlen)-Leitsysteme, Einflugleitstrahlen bei Flughäfen und Verkehrsüberwachung

UKW-Strahlen (Ultra Kurzwellen)

Röntgen-Strahlen
Radioaktivität – KKW's, Abraumhalden, Altlasten (Deponien)

Magnetfelder Plus
Aufladende Magnetfelder

Elektronische Geräte vor allem in Büros und Betrieben

Niederfrequenter Elektrosmog
Wechselstrom 220 Volt = normaler Haushaltsstrom

Drehstrom 380 Volt, 50 Hz = vornehmlich Nachtstrom, Speicherheizung, in Gewerbe-, Industrie- und Maschinenbetrieben

Kraftstrom bis 1000 Kilovolt = Hochspannungsleitungen, Trafostationen, Oberleitungen von Bahn, Tram und O-Bus, Kraftwerke, Müllverbrennungskraftwerke

Trafostationen

Technische Strahlen-Belastungen

Der massenhafte und so vielfältige Einsatz von Strom und die totale Elektrifizierung unserer Umwelt durch Rundfunk- und Fernsehsender, Radarstationen, Hochspannungsleitungen, Elektrifizierte Eisenbahnstrecken, Taschen- und Autofunk, die mit ihren Signalen die Luft erfüllen, belasten an sich schon jeden von uns. Auch Elektrogeräte wie Mikrowellenherd, Fernsehapparat, Radio, Radiowecker, Stereoanlage, Lautsprecherboxen, Tonbandgerät, Computer, Staubsauger, Waschmaschine, Bügeleisen, Haarföhn sind unmittelbar in unserer Nähe.

In den letzten Jahren wird von Wellen- und Elektrosmog gesprochen. Hier handelt es sich aber nicht um atmosphärisch-energetische Schadstoffkonzentrationen, sondern um atmosphärisch-energetische Strahlenkonzentrationen mit zum Teil disharmonischen Schwingungsmustern. Wie sich diese in unserem Körper auf Dauer auswirken, kann noch niemand genau sagen. Sicher ist jedoch, daß die unzähligen Stoffwechselaktivatoren, die Enzyme, die als Eiweißstoffe starke elektrische Dipole sind, auf vorhandene elektrische Felder reagieren. So kann sich die Reaktionsfähigkeit der Enzyme ändern, und der Hormonspiegel kann empfindlich beeinflußt werden. Bevor sich eine Krankheit in körperlichen Symptomen ausdrückt, kann bereits eine Störung des elektromagnetischen Feldes in der Zelle vorausgegangen sein. Geraten die Zellen in Unordnung, werden sie depolarisiert und krank, wird sich dieses früher oder später auf das gesamte Stoffwechselgeschehen im Körper auswirken.

Wenn wir uns auch dem Elektrosmog nicht ganz entziehen können, so können wir doch versuchen, ihn auf ein Minimum zu reduzieren. Wir können versuchen, uns vor allem nicht unnötigen Dauerbelastungen auszusetzen.

Sie können jederzeit über den Minuspol des Yin-Yang-Energizers und der dazwischengehaltenen Bioantenne über den Bezugstest im Bereich der Thymusdrüse feststellen, ob Ihr Blut entladen werden muß. Verfahren Sie genau so, wie es im Kapitel über die Entladung des Blutes von technischen Strahleneinwirkungen gezeigt ist. Wichtig ist, daß bei allen Entladungsvorgängen Ihre Füße mit Kontakt zusammenstehen müssen.

Beispiel einer Tabelle zum Abfragen für Beziehungs- und Belastungstests bei Schwermetallen und Umweltbelastungen.

Schwermetalle aller Art
Aluminium
Amalgam
Quecksilber
Caesium
Cadmium
Blei
Kobalt
Zink
Germanium
Uran
Strontium
Titan (Zahnmetall)
Paladium
Samarium

Platin aus Auto-Katalysatoren

Umweltbelastungen

Wohnen auf ehemaligen Giftmüllhalden

Belastungen des Trinkwassers durch Nitrate und Pestizide

Wohnen in der Nähe eines chemischen Betriebes

Wohnen in der Nähe einer Müllverbrennungsanlage

Staublunge durch Kohle und sonstige belastende Feinstäube in Stein- und Braunkohlegebieten

Schwermetalle und Umweltbelastungen

Die meisten Schwermetalle kommen, je nach Fundort, in verschiedenen Mengen in der Kohle vor und werden bei der Verbrennung freigesetzt, manche werden auch durch Filter zurückgehalten. Schwermetalle wie Arsen, Cadmium, Quecksilber, Zink, Thallium, Chrom, Nickel, Blei usw. gelangen als Feinstäube und Informationen in die Atmosphäre und kommen als trockene oder in den Niederschlägen als nasse Depositionen zur Erde zurück. In den letzten Jahren haben sich besonders stark Schwermetalle im Boden angesammelt. So gelangen Schwermetalle als gelöste Salze durch die Wurzeln in die Pflanzen und können über die Nahrung in den menschlichen Organismus gelangen und dort in Konzentration oder auch im Zusammenwirken verschiedener Stoffe (Synergismus) Organe angreifen, Organfunktionen lahmlegen und Knochen aufweichen.

Eine ganz besonders schwerwiegende Quecksilberbelastung kann erfolgen durch Amalgamfüllungen im Zahnbereich. Amalgam ist eine Legierung, die etwa zur Hälfte aus Quecksilber, zur anderen Hälfte aus Silber, Kupfer, Zinn und Zink besteht. Es erfolgt eine kontinuierliche Quecksilberabgabe in den Körper durch mechanische Abnutzung und durch elektrische Spannungsdifferenzen zwischen den ungleichartig zusammengesetzten Amalgamfüllungen. Diese Potentialdifferenzen werden noch höher, wenn zusätzlich zu den Amalgam-Füllungen Goldlegierungen oder andere Metalle vorhanden sind. Dabei wird das unedlere Amalgam gelöst, ein Stromfluß entsteht und die direkte Gifteinwirkung auf das Enzymsystem der Bakterien führt zur Dysbakterie, die das Immunsystem schwächt.

Insbesondere auch durch Übersäuerung des Speichels können Quecksilberpartikel gelöst werden und gelangen ins Blut. Nach Ansicht der Fachleute wird Quecksilber vom Blut und vom Nervensystem aufgenommen und lagert sich oft im Gehirn ab. Ja, es ist ein direktes Nervengift. Außerdem schalten die Schwermetalle durch Komplexbildung wichtige Enzyme aus. Insbesondere das Spurenelement Selen hat hohe Affinität zu Quecksilber. So führt die Quecksilberabgabe zu einer Selenblockade. Da wichtige Enzyme der körpereigenen Abwehr Selen als Zentralatom brauchen, ergibt sich hier eine empfindliche Schwächung des Immunsystems. Durch die Bioantenne können auch Quecksilber- und andere Schwermetallbelastungen vor allem über die Leber entladen werden.

Beispiel einer Tabelle zum Abfragen für die Beziehungs- und Belastungstests bei Krankheiten und Mykosen.

Blutzucker (zu niedrig oder zu hoch)
Tuberkulose
Bronchitis (chronischer Heuschnupfen, Asthma)
Allergien
Neurodermitis
Bakterien
Entzündungen aller Art
Hepatitis
HIV-Virus

Darmpilz
Hautpilz
Schleimhautpilz
Scheidenpilz
Blutpilz (Blut zu basisch, zu wenig Blutsauerstoff)
Hautviren
Hautmilben
Hefespurenelemente
Schuppenflechte
Fußpilz
Hautbakterien
Organische Gifte
Anorganische Pilzbelastung durch Überdosis von Antibiotika

Krankheiten und Mykosen

Unsere Gesundheit baut auf das energetische Gleichgewicht und auf die Harmonie in unserem Körper auf. Wir haben im Körper ein Ineinandergreifen und ein Zusammenspiel des Nervensystems, des Hormonsystems und des Immunsystems. Das, was wir Krankheit nennen, ist eigentlich schon der Versuch des Körpers, die ursprüngliche Harmonie wiederherstellen zu wollen, also bereits der erste Schritt zur Heilung. Krankheit ist daher nur ein sichtbares Zeichen für fehlende Harmonie und Energie. Bis wir sie wieder erreicht haben, brauchen wir die Krankheit als Information. Sie will uns über unser falsches Tun und Handeln informieren, oder uns zeigen, daß sich in unserer Ernährung oder in unserer Umgebung etwas ändern sollte. Die Krankheit ist also eine Chance. Wenn wir allerdings aus der Information nicht lernen, wird sich die Information wiederholen und dann wohl deutlicher und stärker auftreten.

Da heute sehr viele Menschen an Immunschwäche leiden, muß man sich fragen, welche Ursachen vorliegen. Etwa 80 % sollen mehr oder weniger schwer von Körperpilzen, sogenannten Mykosen, befallen sein. Viele Kleinstlebewesen, also Mikroorganismen, leben als winzig kleine Eiweißmoleküle in unserem Darm oder im Blut. Sie haben eine sehr große Bedeutung für das Immunsystem, da sie als Botenstoff- und Informationsträger dienen.

Bei Säureüberschüssen im Blut können sie sich jedoch verändern. Sie können sich dann aus ihrem Ausgangsstadium zu höheren Formen innerhalb der genetischen Einheit „Kolloid – Bakterie – Pilz“ entwickeln. Auf diese Weise werden sie zu gefährlichen Feinden der Gesundheit. Auch hier können Sie durch die Bioantenne feststellen, was vorliegt, und mit dem Yin-Yang-Energizer die Information der Mykosen in den jeweiligen Organen oder im Blut entladen.

Sie können auch durch eine energetische Eigenbehandlung Ihren Blut-pH-Wert ständig optimieren und den Sauerstoff des Blutes und des ganzen Körpers normalisieren.

Behandlung des Blut-pH-Wertes mit der Bioantenne:

Setzen Sie den Yin-Yang-Energizer mit dem Pluspol auf Ihre Thymusdrüse und lassen die Bioantenne rechtsrotieren bis zum Stillstand. Dabei denken Sie an den Blut-pH-Wert bzw. Blutsauerstoff und optimalisieren auf 100 % (Wiederholungen abfragen).

Belastungen durch Medikamente

Medikamenten-Test: Sie testen ein Mittel, indem Sie es mit der freien Hand in einem Abstand von ungefähr 25 cm vor den Körper bzw. den Brustkorb (Thymusdrüse) halten. Dazwischen halten Sie die Bioantenne. Schwingt der Antennenkopf zu Medikament und Brustkorb hin und her, so braucht der Körper dieses Mittel. Schwingt der Antennenkopf auf und ab, d. h. trennend zwischen Mittel und Brustkorb, so lehnt der Körper dieses Mittel ab. Verharrt der Schwingkopf im Stillstand, so ist kein Bedarf angezeigt.

Medikamenten-Belastungen

Antibiotika
Cortisone
Insulin (Human)
Jod
Antimykotikum
Chemo-Therapeutikum
Cytostatika
Rheuma-/Schmerzmittel
Psychopharmaka
Sonstige Medikamente
Harte Drogen
Überladung von mineralischen Substanzen
Computer-Tomografie-Bestrahlung
Kobalt-Bestrahlung
Radon-Überladung
Isotopen-Bestrahlung

Genußmittel-Belastungen

Nikotin
Koffein
Alkohol
Schokolade
Zucker (Süßigkeiten)

Hier ist vornehmlich die Leber, der ganze Zell-Körper und das Gehirnlymphwasser mit den Giftstoffen der Medikamente und der Genußmittel belastet. Durch Entladung der Leber von der Energie und den Informationen der Spurenelemente mit dem Minus-Pol des Yin-Yang-Energizers (Füße zusammen) und der Linksrotation der Bioantenne kann Entlastung eintreten (siehe Kapitel Entladung von Giften aus dem Körper). Abfragen, ob und wievielmal wiederholt werden muß.

Krank durch Medizin?

In Deutschland sind etwa 70 000 Medikamente im Handel, in der Schweiz 15 000, in Österreich 7000 und in den USA 20 000. Jedes Jahr werden mehrere Hundert neuer Präparate zugelassen. In den letzten Jahren sind verschiedene Präparate durch öffentliche Diskussionen in Mißkredit geraten. In manchen Industriestaaten sind etwa 8 % der Betten auf internistischen Abteilungen von Patienten belegt, die in erster Linie an Arzneimittelnebenwirkungen leiden. Die Bürger in Deutschland und in der Schweiz verbrauchen etwa 330 Mark pro Kopf und Jahr für Arzneimittel, wahrscheinlich würden 70 bis 80 Mark genügen.

Man unterscheidet zwei unterschiedliche Gruppen von Medikamenten: diejenigen, die allein Symptome bekämpfen, wie die schmerz- und entzündungshemmenden Arzneimittel und die sogenannten Basistherapeutika, zu denen beispielsweise Goldpräparate, Antimalariamittel, Penicillamin und immunhemmende Substanzen zählen. Als unverzichtbar werden schließlich die nichtsteroidalen Antirheumatika erachtet, sowie Corticoide, die bei akuten Schüben von entzündlichen rheumatischen Erkrankungen genutzt werden.

Wie bei jeder medikamentösen Behandlung verteilt sich die Substanz im gesamten Organismus und kann damit auch andere Systeme und Funktionen beeinflussen. Es können z. B. Magenschäden auftreten, da gewisse Mittel die Schutzfaktoren für die Magenschleimhaut hemmen. Verschiedene Medikamente können sich jedoch in ihrer Wirkung gegenseitig aufheben oder zusätzlich schädliche Wirkungen entfalten, vor allem in der Kombination mit Alkohol.

Patienten, die älter als 60 Jahre sind, nehmen durchschnittlich 3–4 Präparate ein. Dabei sind mögliche Wechselwirkungen nicht ausgeschlossen. Bei der Behandlung mit Analgetika zur Unterdrückung der Schmerzempfindung sollte stets auch eine Klärung der Schmerzursache erfolgen. Nach neuen, psychophysiologischen Untersuchungen an der Universität Tübingen bestehen viele chronischen Schmerzen in einem Gefühl von physiologischen (körperlichen), psychologischen (seelischen) und sozialen Faktoren, deren einzelne Elemente noch geklärt werden müssen. Seit es Schmerzmittel gibt, dauert die Diskussion über Nutzen und Risiken der einzelnen Substanzen an.

Beispiel einer Tabelle zum Abfragen für Beziehungs- und Belastungstests bei allergenspezifischen Antikörpern.

Milchsäure
Baumwolle, chem. behandelt
Casein (Käse)
Gluten (Glindin)
Zucker
Süßstoff
Milcheiweiß
künstliche Enzyme
verschiedene Nahrungszusatzmittel
Kamille
Beifuß
Birke
Eiche
Fuchsschwanz
Goldrute
Grauerle
Hundzahngras
Lieschgras
Löwenzahn
Spitzwegerich
Ulme

Weide
Weißer Gänsefuß
Weißes Straußgras
Mehlmilbe
Hund
Katze
Rind
Legionellen
Hausstaubmilbe
Salmonelle
Papageien
Sittiche

Insekten
Bienengift
Feuerameise
Rote Mückenlarve
Stechmücke
Sudanfliege
Wespengift
Zeckengift

Belastung durch Allergien

Etwa 30 Millionen Deutsche leiden – nach Schätzungen des Deutschen Allergiker- und Asthmabundes (Mönchengladbach) – an Allergien. Von Asthmaanfällen und Heuschnupfen reichen die Beschwerden über Nesselfieber bis hin zu Drüsenschwellungen. Man geht heute davon aus, daß die allergieauslösenden Substanzen natürliche Eiweißkörper (Proteine) aus Pollen und tierischen Materialien sind.

Nun ist es auffallend, daß sehr viele Allergien in schadstoffbelasteten Ballungsgebieten wesentlich häufiger auftreten als in reinen Landgebieten. Da die Pollen doch überall die gleichen sind, können es nicht allein die Pollen sein. Mitverursacher sind sicherlich die verschiedenen, zum Teil giftigen Schwebestaubpartikel, die sich auf den Pollen absetzen und von diesen festgehalten werden. Begünstigt wird dies dadurch, daß viele Pollen eine rauh gestaltete Oberfläche haben. Da die Pollen also Schadstoffe ablagern und aufnehmen können, können so die Giftstoffe leicht zusammen mit den Pollen in die Schleimhäute des Menschen eindringen. Möglicherweise verändert sich dadurch der allergene Charakter der Pollen. Die Pollen werden durch die Schwermetallstäube richtig aggressiv. Dies alles bedeutet eine ungeheure Überbelastung unseres Immunsystems. (Siehe G. A. Ulmer: Umweltproblem Nr. 1 – Müll und Sondermüll.)

Ein überfordertes oder geschwächtes Immunsystem trifft Fehlentscheidungen. Es beginnt, Antikörper nicht nur gegen Antigene, sondern auch gegen Nahrungsmittel und andere Stoffe zu bilden. Die B-Lymphozyten wandeln sich unkontrolliert in antikörperbildende Plasmazellen um. Es entstehen falsche Feindbilder. Je schwächer das Immunsystem ist, desto heftiger versucht es, sich zu wehren. Überreaktionen des Immunsystems äußern sich in Allergien.

Durch die Bioantenne haben Sie die Möglichkeit, über die Thymusdrüse Giftstoffe (Siehe Kapitel: Entladung von Giftstoffen) aus dem Körper zu entladen und dem Immunsystem neue Energien einzuschwingen.

Bachblüten-Kurz-Testtabelle

Bach-Blüten-Extrakt	Problem	Ziel
1 Agrimoni	Heitere Maske	Fröhlichkeit
2 Aspen	Unheilserwartung	Sensivität
3 Beech	Kritiksucht	Verständnis
4 Centaury	Willenlosigkeit	Eigenwille
5 Cerato	Selbstunsicherheit	Intuition
6 Cherry Plum	Gefühls-Unterdrückung	Gelassenheit
7 Chestnud Bud	Erfahrungsblindheit	Lernfähigkeit
8 Chicory	Herrschsucht	Liebe geben
9 Clematis	Tagträumerei	Schöpferisches Tun
10 Crab Apple	Übertr. Reinigungsbed.	Reinheit
11 Elm	Unzulänglichkeit	Selbstvertrauen
12 Gentian	Zweifelsucht	Sinngläubigkeit
13 Gorse	Hoffnungslosigkeit	Hoffnung
14 Heather	Selbstbezogenheit	Einfühlungsvermögen
15 Holly	Negative Gefühle	Liebe
16 Honeysuckle	Vergangenheitsfixierung	Wandlungsfähigkeit
17 Hornbeam	Erschöpfungsgef. äuß.	Geistige Frische
18 Impatiens	Ungeduld	Geduld
19 Larch	Minderwertigkeitsgef.	Selbstbewußtsein
20 Nimulus	Ängstlichkeit	Tapferkeit
21 Mustard	Weltschmerz	Heiterkeit
22 Oak	Übertr. Pflichtbewußtsein	Durchhaltekraft
23 Olive	Erschöpfungsgef.innerl.	Innere Vitalität
24 Pine	Schuldgefühle	Selbstverzeihung
25 Red Chestnut	Übertriebene Sorge	Posit. Ausstrahlung
26 Rock Rose	Innere Panik	Mut
27 Rock Water	Vollkommenheitszwang	Idealverwirklichung
28 Scleranthus	Wankelmütigkeit	Entscheidungskraft
29 Star of Bethlehem	Innere Betäubtheit	Schockverarbeitung
30 Sweet Chestnut	Verzweiflung	Selbstfindung
31 Vervain	Missioniersucht	Begeisterung
32 Vine	Machthunger	Führungsgabe
33 Walnut	Verunsicherung	Unbeirrbarkeit
34 Water Violet	Unnahbarkeit	Unabhängigkeit
35 White Chestnut	Störende Gedanken	Ruhiger Kopf
36 Wild Oat	Unklare Ziele	Zielklarheit
37 Wild Rose	Resignation	Lebensfreude
38 Willow	Verbitterung	Selbstverantwortung
39 Notfalltropfen	Erregung, Angstvorstellungen	Gelassenheit

Testen und Einschwingen von Naturheilmitteln

Es gibt chemische Medikamente, die als Wirksubstanz auf die Körperzellen regulierend wirken sollen. Sie haben somit eine Energiekraft und wirken auf die Körperphysis.

Homöopathische Mittel wirken als pflanzliche und mineralische Wirkstoffe zellkörperergänzend bzw. ausgleichend. Wirkstoffe oder Substanzen sind von D 3 bis D 200 erkennbar. Je höher die Mittel, angefangen von D 3 bis D 200, potenziert werden, umso mehr ist die Wirkung auf den Körper bis in die Seele stimulierend.

Hochinteressant ist die Feststellung, daß die tieferen Potenzen, also die chemisch konzentrierteren, weniger wirksam sind, als die hohen Potenzen. Es ist nur so zu erklären, daß die Hochpotenzen, obwohl sie keine chemische Verbindung mehr darstellen, trotzdem eine Information der Urtinktur übertragen können. Es treten die Informationen des Medikaments in Resonanz mit den Rezeptoren des Körpers. Hier handelt es sich um Strahlungsemissionen, also um freie Emissionen nicht stoffgebundener Art, um sogenannte ultrafeine Schwingungen. Auf diese Weise ist es auch möglich, über den Yin-Yang-Energizer die Bachblüteninformationen über die Haut in den Körper einzuschwingen.

Wird ein Mittel, z.B. eine homöopathische Tinktur, Aventurin-Tropfen oder eine Bachblütenmedizin gebraucht, so fragen Sie über die Bioantenne an, ob es wie bisher üblich über die Verdauungsorgane eingenommen werden soll, oder ob Sie es über die Haut als „Energie-Schwingungs-Potenz" einschwingen können. Ist Einschwingen angesagt, so hält man das Medikament auf die Thymusdrüse und läßt die Bioantenne so lange rechtsrotierend schwingen, bis diese auf- und abschwingt oder stillsteht.

Wie man diese Anwendung macht, hängt vom Abfragen und dessen Ergebnis ab:

Wievielmal insgesamt muß dieses Mittel eingenommen bzw. eingeschwungen werden?

Zählen Sie beim Abfragen der Bioantenne ab, in welchen Tagesabständen die Therapie wiederholt werden soll.

Zählen Sie, wievielmal täglich therapiert werden soll.

Fragen Sie weiter, wann das Mittel zu welcher Tageszeit therapiert werden soll.

Ob morgens vor dem Frühstück, oder nach dem Frühstück. Ob mittags vor dem Mittagessen oder nach dem Essen. Ob abends vor dem Nachtessen oder nach dem Nachtessen oder vor der Nachtruhe.

Die Wirkungsweise der 12 biochemischen Mittel (nach Dr. Schüssler)

Nr. 1 Calcium fluor. D 12 Calcium fluoratum Fluorit	Werden deine Knochen brüchig, lockern deine Zähne sich, kommen Runzeln und Verkalkung Calcium fluor. ist gut für dich!
Nr. 2 Calcium phos. D 6 Calcium phosphoricum Phosphorsaurer Kalk	Auch Calcium phos. ist für die Knochen, für Schwangerschaft und jedes Kind. Bei Blutarmut und mancher Schwäche man seine Kräfte neu gewinnt.
Nr. 3 Ferrum phos. D 12 Ferrum phosphoricum Phosphorsaures Eisen	Ist irgendwo etwas entzündet, wohl dem, der Ferrum phos. gleich nimmt; selbst auch bei Wunden, Schwellung, Fieber, bei manchem Schmerz hilft es bestimmt.
Nr. 4 Kalium chlor. D 6 Kalium chloratum (Sylvin)	Ist die Entzündung fortgeschritten, wird ein Katarrh auch mal akut, selbst, wenn die Zunge weiß belegt ist, dann Kalium chlor. ist immer gut.
Nr. 5 Kalium phos. D 6 Kalium phosphoricum Phosphorsaures Kalium	Bedenke stets bei hohem Fieber, daß Kalium phos. du nicht vergißt, doch überdies es ausgezeichnet bestimmt für deine Nerven ist.
Nr. 6 Kalium sulf. D 6 Kalium sulfuricum Schwefelsaures Kalium	Bei chronischen Entzündungsherden hat Kalium sulf. sich sehr bewährt, wenn es mit Kalium phos. genommen sich seine Wirkung noch vermehrt.
Nr. 7 Magnesium phos. D 6 Magnesium phosphoricum Phosphorsaur. Magnesium	Bei Koliken, bei Krampf und Schmerzen Magnesium phos. man sicher wählt. Doch wenn mit Kalium phos. zusammen, es dann als Nervenmittel zählt.
Nr. 8 Natrium mur. D 6 Natrium muriaticum (Halit)	Wer arm an Blut, wer Salz im Mund, der nehme Natrium mur. bei Kribbeln, Taubheit, Frostgefühl ist dies die beste Kur.
Nr. 9 Natrium phos. D 6 Natrium phosphoricum Phosphorsaures Natrium	Stößt's sauer auf und riecht der Stuhl, plagt man mit Gicht und Rheuma sich, dann Natrium phos. ist angebracht, denn es entsäuert dich.
Nr. 10 Natrium sulf. D 6 Natrium sulfuricum Schwefelsaures Natrium	Ist Leber, Galle, Niere krank und Wasser im Gebein, stellt sich durch Natrium sulf. recht bald Gesundheit wieder ein.
Nr. 11 Silicea D 12 Silicea naturale (Quarz/Bergkristall)	Ist auch dein Körper sehr versäuert, gibt's Eiterpickel, feuchte Hand, dann kann dir Silicea helfen, bestimmt das Übel wird gebannt.
Nr. 12 Calcium sulf. D 6 Calcium sulfuricum (Anhydrit)	Calcium sulf. als echte Hilfe Gift aus deinem Körper schafft; gibt ihm neue Energien und steigert seine Abwehrkraft.

(G.A. Ulmer)

In dem Energiestab des Yin-Yang-Energizers sind nicht nur starke kosmische Energien über eine bestimmte Sonnenfrequenz aufgeladen, sondern auch die gesamten 39 Bachblüten als Information eingespeichert. So können Sie diese auch über die Chakras direkt einschwingen. Über die feinstoffliche Ebene nimmt sich der Körper diejenigen Nummern der Bachblüten bzw. alle programmierten Mittel, die er für die psychische Blockadeauflösungen braucht. Auch die höchstmögliche Potenzierung wird mit dem Einschwingen erreicht.

Natürlich kann man auch andere hochpotente homöopathische Informationen oder auch die Informationen der Schüssler-Salze einspeichern. Die Einspeicherung erfolgt nicht durch elektrische Impulse wie bei einem Computer, sondern über das Bewußtsein mit Gedankenimpulsen, da ja der Energiestab des Yin-Yang-Energizers ebenfalls eine polarisierte Quarzfüllung hat.

In dem Energiestab des Yin-Yang-Energizers sind folgende feinstoffliche Blüten bzw. Mineralien als Information mit ihren feinstoff-energetischen Wirkungen programmiert und über unser Bewußtsein abrufbar:

1) 12 DHU-Schüßler Mineralsalze in D3, D6, D12
2) 42 Grundelemente der Homöopathie von „Phytomed“
3) 10 Transmitter aus der Orgon-Strahler-Serie
4) 39 englische Bachblüten
5) 50 australische Blüten
6) 72 USA-kalifornische Blüten
7) 20 USA-Nevada-Blüten
8) 12 USA-Alaska-Blüten
9) 10 hochwirksame englische sogenannte Engelblüten

Verschiedene Tests

Tier-Test

Wenn Sie Ihre Bioantenne nehmen, dann können Sie auch Ihre Tiere testen, ob sie krank sind, Energieblockaden haben oder gesund sind. Fragen Sie das Tier mit der Bioantenne nach dem Gesundheitszustand in Prozenten. Sie können auch nach dem Grund der Umweltschädigung oder Giftbelastung fragen. Die Bioantenne gibt Ihnen über die Schwingung „ja" oder „nein" über alle Ihre Fragen Auskunft. Das Abfragen geschieht genauso wie beim Menschen. Alle Aktionen können Sie genauso wie beim Menschen, jedoch tierspezifisch anwenden.

Machen Sie ein weiteres Experiment, indem Sie mit dem Pluspol des Yin-Yang-Energizers und den Rechtsschwingungen der Bioantenne das Tier mit 100% Energie aufladen. Technische und elektrische Aufladungen und Schadstoffbelastungen können Sie beim Tier genauso entladen wie beim Menschen. Wiederholen sie die Frage: „wievielmal" – dann ist kein Wunder geschehen, sondern ein Energie-Ausgleich hat stattgefunden, und das Tier wird sichtbar gesund.

Baum-Test

Dasselbe können Sie auch anläßlich eines Spazierganges mit den Bäumen machen. Sie können auch durch Abfragen über die Bäumen erfahren, ob die natürlichen Schwingungen durch technische Strahlen belastet sind und Ihre Umwelt geschädigt wird. Sie können auch den Baum auf den Grad der Umweltbelastungen, gezählt über die Auf- und Ab-Schwingungen, von 0% bis 100% abfragen.

Neigungs-Test

Ebenso können Sie mit der Bioantenne Neigungstests durchführen, die z. B. für Kinder für ein späteres Berufsleben wichtig sind; aber auch für Erwachsene in einer sich ständig verändernden Berufswelt. Es kann getestet werden auf Sprachbegabung, kaufmännische Talente, wissenschaftliche Fähigkeiten wie Chemie, Physik, Mathematik, Medizin usw. Auch künstlerische, technische und handwerkliche Fähigkeiten können erkannt und präzisiert werden. Allerdings ist hierfür unbedingt eine längere Erfahrung mit der Bioantenne notwendig.

Bei der Technik des Fragens gibt es eigentlich keine Grenzen, wenn die Grenzen der Ethik eingehalten und nicht verletzt werden.

Sanierungsmöglichkeiten durch den Energiestab (Harmonizer)

Der Energiestab, der sich im Yin-Yang-Energizer befindet, kann auch ohne Holzrohr als „Harmonizer“ zumeist senkrecht mit der roten Kappe (Pluspol) nach oben zeigend bei allen Raumbelastungen durch Erd- und Globalstrahlen, Radon, Magnetfelder, technischen hoch- und niederfrequenten Strahlen, chemischen Schadstoffen usw. harmonisieren. Die Harmonisierung sollten Sie so verstehen, daß alle zuvor genannten Luftbelastungen, gepolte Felder und Reizzonen, **die pathogen und damit aufladend pluspoligen Charakter haben, umgepolt werden hin zum Minuspol. Pluspolige Raumluft ist pathogen, also körperbelastend, und minuspolige Raumluft ist biogen, also körperharmonisierend.**

Es geht also hier nicht um eine Entstörung der Belastungs-Felder – technisch, elektro-physikalisch können Sie nicht entstören – sondern um eine Umpolung der Magnetfelder und damit um eine Harmonisierung. **Was belastet, ist der Pluspol und deshalb müssen Sie ihn umpolen, also ein Umkehren der Magnetfelder von Plus- auf Minus-Ionen.**

Abgesehen von der extremen Belastung eines schlafenden Menschen, der in einer eigenen Schwingungsfrequenz von 2,4 Hz durch eine Nachtstromspeicherheizung mit 50 Hz beeinflußt wird, arbeiten Menschen oft in Gebäuden und Großraumbüros, die teil- und vollklimatisiert sind. Hier wird die Lebensluft atmosphärisch hochgradig aufgeladen und auch durch zahlreiche Gase stark ionisiert. Die Folge ist, daß die Menschen in diesem Arbeitsfeld durch diesen Streß überdurchschnittlich erkranken.

Wenn Sie je nach Raumbelastung einen Energiestab (Harmonizer) mit der roten Kappe (Pluspol) nach oben aufstellen und befestigen, dann wird in einem bestimmten Durchmesser des Raumes das Klima biogen auf Minus umgepolt und damit für die Menschen harmonisch. Den Wirkungsdurchmesser des Stabes testen Sie mit der Bioantenne durch Abfragen. In Büros mit vielen elektronischen Geräten können Sie auch mehrere Stäbe aufstellen. Den Beweis der Wirkung können Sie bei belasteten Menschen, die plötzlich fühlbare Veränderungen verspüren, feststellen. Sie können auf diese Weise alle Räume und Gebäude, in denen Menschen und Tiere leben (in der Landwirtschaft Rinder- und Pferdeställe), harmonisieren.

Der Energiestab (Harmonizer) ist gefüllt mit einer polarisierten Quarzfüllung. Die Quarze in Form von ausgesuchtem Feinsand ermöglichen es, Informationen durch geistige und energetische Impulse zu speichern. Bekanntlich werden ja in der EDV-Technik ebenso über Quarze mit elektronischen Impulsen durch die Tastatur Daten gespeichert.

Der Energiestab (Harmonizer)

Kopfschraube
Eisen

Kopfschraube
Messing

Minuspol
blaue Kappe

Pluspol
rote Kappe

Vorsicht! Die Kappe nicht abschrauben! Der Stab läuft aus und ist dann unbrauchbar!

Die Informationen, vor allem die Energie-Informationen, werden mit der Bioantenne über den Minuspol (blaue Kappe) rechtsrotierend eingeschwungen. Dies ist eine bestimmte Art von kosmischer Energie über eine geistige Sonnenfrequenz, bzw. nimmt man ein bekanntes Vogesen-Quellwasser mit einer Vitalitätsgrundlage von 100 Prozent. Man kann diese Energie in höchstem Maße potenzieren. In der Regel hat der Energiestab (Harmonizer) außer den Blüten und Mineralien das 6fache an Energie gespeichert. Eine weitere Energiepotenzierung ist, wenn erforderlich, möglich.

Im Fahrgastraum eines Automobils, wo besonders starke pathogene Aufladungen des Faraday'-schen Käfigs der Fahrzeughülle durch Elektronik, Kunststoffe, Motorschwingungen, Katalysator usw. auftreten, kann der Harmonizer für den Fahrer und die Fahrgäste, insbesondere in Bussen, für ein minuspolig-ionisiertes Raumklima sorgen. Der Energiestab sollte mit dem Pluspol (Rote Kappe) nach oben senkrecht aufgestellt und befestigt werden. Sogar der Verbrennungsvorgang im Motor kann zu geringerem Benzinverbrauch führen. Die Abgase sind ebenfalls umgepolt auf minus und damit, jedoch nicht meßbar, umweltfreundlicher.

In stark belasteten Gebieten, wo erhebliche bis starke Radon-Magnetfeldbelastungen spürbar vorhanden sind, kann es sein, daß der Harmonizer in seiner Wirkung blockiert wird. Deshalb sollten Sie den Stab auf seine Wirkung mit der Bioantenne öfters überprüfen. Ist der Stab blockiert, ziehen Sie ruckartig einen gedachten Luntenfaden zwischen den zusammengepreßten Daumen und Zeigefinger aus dem Pluspol (rote Kappe) des Harmonizers heraus, dann dürfte dieser wieder aktiviert sein. In ganz schwierigen Fällen, da wo der Wirkungsdurchmesser bis unter 2 m ist, kommt es zu einer kurzzeitigen oder keiner Aktivierung der Umpolung. Hier befestigen Sie nun um die etwas gelöste Schraube (die blaue Kappe aber nicht abschrauben, damit der Stab nicht ausläuft) des Minuspols einen 0,5 mm starken blanken Kupferdraht und ziehen die Schraube wieder fest. Dann befestigen Sie das andere Ende des Drahtes an einer blanken Wasser- oder Heizungsanlage oder fachmännisch an die Erdung des Stromsteckers. Beachten Sie aber, daß der Kupferdraht nur am Erdungskabel angeschlossen wird. Durch die Erdung kann der Harmonizer nicht mehr blockieren.

Bewußtseinserweiterung durch die Bioantenne

Im Verlaufe des Buches haben Sie die Bioantenne und den Yin-Yang-Energizer als Hilfsmittel zur Erweiterung Ihres Bewußtseins kennengelernt. Unsere Hirnzellen und unsere Nervenbahnen, aber auch schon die einfachen Zellen unseres Körpers haben sich in langer Entwicklung den Schwingungen des Geistes so angepaßt, daß sie nicht nur von ihnen durchdrungen und angeregt werden, sondern selbst in der Lage sind, diese Schwingungen weiterzugeben. Sie sind dadurch fähig, in direkten geistigen Kontakt mit allen Lebewesen und sogar mit der Materie zu treten, was z. B. bei Tieren als Vorahnung oder Vorinformation bei Erdbeben sichtbar wird.

Trotz hoher Intelligenzleistungen sind viele Menschen heute geistig verkümmert und somit ohne Sensibilität und Sensivität. Es fehlt ihnen die Ruhe, all die schwachen, aber lebensnotwendigen Impulse und Informationen der Natur zu empfangen. Die übertriebene Wertschätzung für sprachliche und logistische Hirnleistungen hat zu einer einseitigen Leistungssteigerung der linken Gehirnhälfte geführt und bewirkt, daß in vielen Fällen eine Verkümmerung der rechten Gehirnhälfte eintrat. Die geistige Blindheit logisch einseitig orientierter, jedoch hochintelligenter Menschen, die nur das „Ich“ und seine Bedürfnisse kennen, drückt sich in gefühlloser Vergewaltigung ganzer Gruppen von Menschen und der gesamten Natur aus.

Manche Menschen können mit Experimenten belegen, daß Pflanzen sensibel auf sie reagieren, während andere Menschen mit der äußerlich gleichen Versuchsanordnung ebenso sicher beweisen können, daß Pflanzen nicht auf sie reagieren. So kann z. B. der Farbenblinde experimentell nachweisen, daß es Farben nicht gibt und nicht geben kann, wobei er logisch gesehen auch recht hat, da es sich lediglich um elektromagnetische Wellen verschiedener Wellenlängen handelt. Farben aber sind der sicht- und spürbare Beweis dafür, daß es sich nicht nur um materiell-energetische Strahlung handelt, sondern daß damit auch unterschiedliche Impulse geistiger Kraft aus den Energien vermittelt werden.

Hier gilt dasselbe für das weitaus größere Spektrum unsichtbarer Strahlung, ob sie nun aus der Natur oder von technischen Anlagen herkommt. Nicht nur die elektromagnetischen, sondern auch jene anderen Schwingungen wie z. B. die Musik, ist Ausdruck geistig harmonischer Ordnung, wie sie als Beziehung von Seitenlänge und Spannung auch physikalisch erklärbar ist, aber erst durch lebendig gewachsenes Holz zu ihrer vollen Klangfarbe gelangt. Die Übergänge zwischen Geist-Schwingungen und Lebens-Schwingungen sind fließend und schließen Materie als etwas nur scheinbar Andersartiges ein.

Wenn Sie Ihre natürlichen Neigungen und Veranlagungen erkennen, sind Sie ganz sicher in der Lage, diese Informationen ins Bewußtsein zurückzuholen. So können Sie über die Energie aus Schwingungen mit dem notwendigen Bewußtsein diese Informationen verstandesmäßig erfassen; über die Bioantenne können Sie dies erreichen. Sie können erlernen und antrainieren, Ihre eigene Geistesebene so zu entwickeln, daß Sie ein starkes Überbewußtsein bekommen, um Informationen über die Bewußtseinsenergie mit der Auslösung von Schwingungen in ihrer Polarität zu aktivieren.

Ich habe Blicke tun dürfen in die ungeheuerlichen Energien, die der Persönlichkeit selbst innewohnen und in solche von außerhalb liegenden Quellen, die unter gewissen Bedingungen durch sie hindurchströmen, und die ich nicht anders als göttlich bezeichnen kann. Kräfte, die nicht allein funktionelle Störungen heilen können, sondern auch organisch bedingte, die sich als bloße Begleiterscheinungen seelisch-geistiger Störungen herausstellten.

Prof. Dr. Carl Gustav Jung

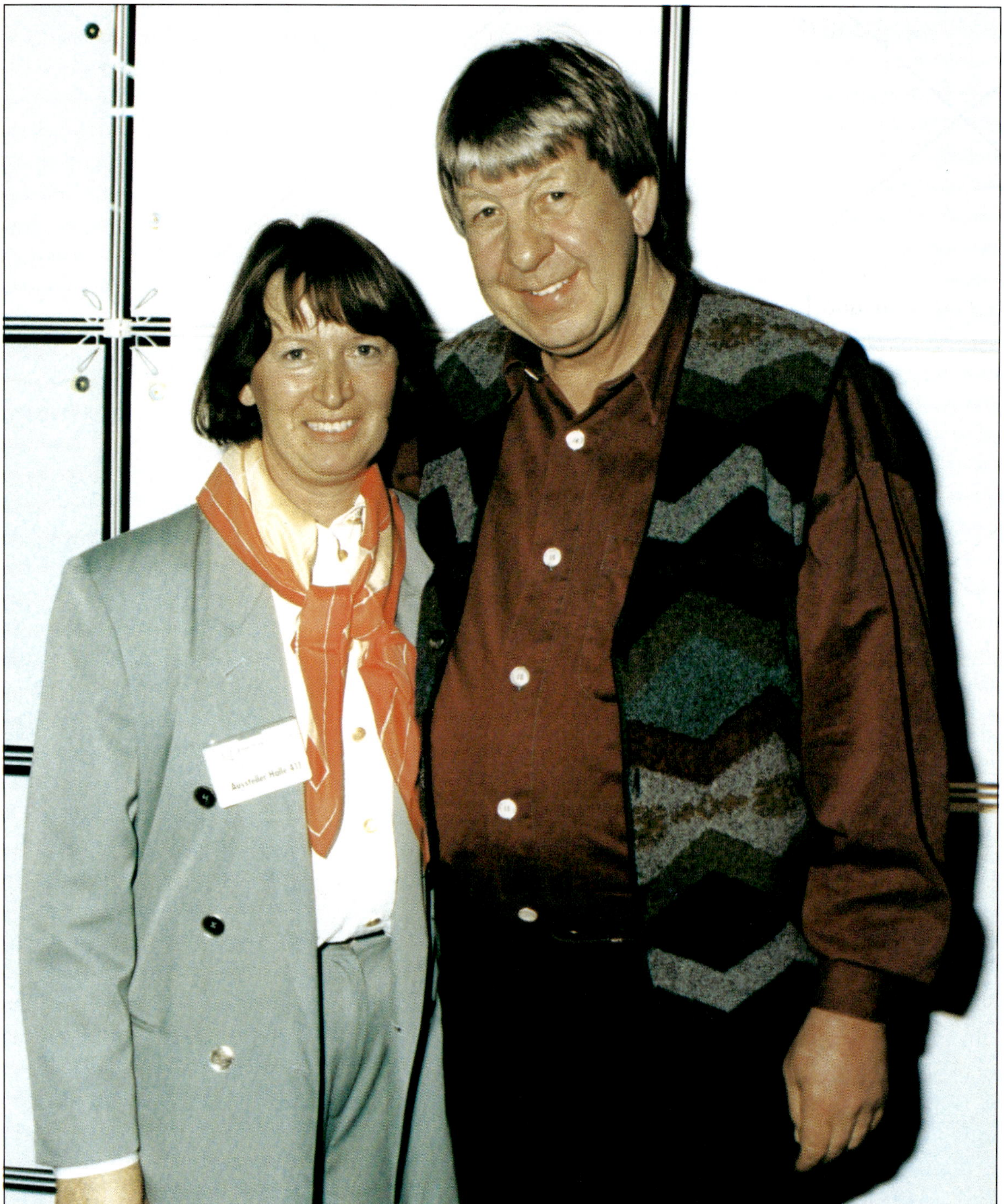

Christa und Hardy Burbaum

Schlußgedanken

Als Autoren dieses Buches und als Veranstalter der Oecotectum-Seminare möchten wir Ihnen noch kurz einige persönliche Daten und Erfahrungen aus unserem Leben übermitteln, damit Sie uns etwas näher kennenlernen.

Von 1954 bis 1957 studierte ich – Hardy Burbaum, geb. 1932 – an der Fachhochschule Koblenz Architektur und Bauwesen. Von 1958 bis 1985 war ich dann als selbständiger Architekt tätig und habe zahlreiche namhafte Gebäude erbaut. Ich war auch an der Errichtung von Forschungsprojekten auf dem Gebiet des energiesparenden Bauens unter Nutzung natürlicher, biologischer und erneuerbarer Energien beteiligt. Nach fast 30jähriger freischaffender Berufszeit kam, durch besondere existentielle Belastungen und durch Krankheit bedingt, eine für mich faßbare Erprobung. Diese Prüfung sollte Anlaß werden zu einer neuen geistigen Berufung und Erneuerung.

Etwa drei Jahre vor diesem Ereignis sagte mir ein sehr geistiger Mensch voraus, daß ich in naher Zukunft mit viel Erfolg ein Alleinunterhalter sein und durch ein Schwingungspendel viele Menschen zu einem neuen Bewußtsein führen werde. Damals hatte ich großen Zweifel an solchen Voraussagen. Doch dieses trat tatsächlich ein und bis zum heutigen Tage veranstalte ich – zusammen mit meiner Frau Christa – Seminare. Wir nehmen auch an vielen Messeveranstaltungen teil und können vielen Menschen den Weg zu einem neues Bewußtsein vermitteln und ihnen sagen, daß dieses so vernetzte und komplizierte Leben viel einfacher sein kann, sobald man das ganze Universum und unser Dasein mit mehr Demut und Liebe betrachtet.

Mit meiner Frau Christa Burbaum, geb. 1943, verbindet mich eine 25jährige glückliche Ehe mit inzwischen zwei erwachsenen Töchtern. Durch unsere gemeinsame Arbeit sind wir in den letzten Jahren geistig und seelisch noch wesentlich mehr zusammengewachsen. Die Entwicklung und den Erfolg der letzten Jahre konnten wir indessen nur gemeinsam erarbeiten, insbesondere durch die sanfte Stütze und Führung meiner Frau. So empfinden wir uns als Kanal, um Botschaften als Erleuchtung in einer Zeit der geistigen Erneuerung über die von uns entwickelte Bioantenne und den Yin-Yang-Energizer praktisch für jedermann zu vermitteln.

Wir sind dem Schöpfer dankbar, daß wir dabei bisher so viele liebe Menschen kennenlernten, die uns gewogen sind und die wir zu unseren Freunden zählen dürfen. Zu unseren Freunden zählen wir in besonderer Weise auch Günter Albert Ulmer und seine Frau Renate. Mit ihnen verbindet uns auch dieses Buch. Ohne diese beiden hochbeliebten Menschen und die außerordentliche schriftstellerisch begeisterte Schaffenskraft von Günter Albert Ulmer (etwa 80 Bücher in den letzten 12 Jahren als Autor und Verleger) und seine intuitive Mithilfe wäre sicherlich dieses Buch nicht entstanden.

Bedanken möchten wir uns aber auch bei Herrn Dr. med. dent. Rolf Bleicher aus Mülheim/Ruhr für die bereitwillige Erstellung der Kirlianfotografien und für alle Unterstützung und Beratung. Auch danken wir für die Möglichkeit der Aufnahmen der Aura-Fotografien bei Herrn Heilpraktiker Ralf Engelbart aus Lübeck.

Wir sind sicher, daß die inzwischen weithin bekannten Oecotectum-Seminare und das mit Hilfe von Günter Albert Ulmer in Vorbereitung befindliche Video-Seminar einen guten Erfolg zur Verbreitung eines neuen Bewußtseins haben und noch größere Kreise ziehen werden als bisher. Seit dem Fall der Mauer im Jahre 1989 in Berlin hat ein gigantischer Bewußtseinswandel die Welt und jeden einzelnen Menschen mehr oder weniger verändert. Diese Veränderung setzt sich ständig in allen Lebenslagen fort. Die Menschen suchen heute nicht nur eine veränderte äußere Freiheit, sondern auch eine neue innere, geistig erneuerte Freiheit.

Deutsche Gesellschaft für Metaphysik

Das Gebäude der Physik hat im letzten Jahrhundert einen Zuwachs nicht nur an meßbarem Wissen, sondern auch an theoretischen Überlegungen bekommen, das die moderne Physik heute teilweise sogar in die Nähe der Philosophie, ja sogar der östlichen Mystik rückt. Hier wächst die Einsicht, daß forschender Geist und Gegenstand der Forschung nicht voneinander getrennt betrachtet werden können, daß das Ergebnis einer Untersuchung der kleinsten Bausteine der Materie also davon abhängig ist, wer was, wann, wie mißt.

Der Physiker Charon zitiert in seinem Buch: „Der Geist der Materie" wie folgt: „Und auch Teilhard de Chardin bemerkte, daß die Physiker, am Endpunkt ihrer Untersuchungen angelangt, nicht recht wüßten, ob die Struktur, die sie gefunden haben, das Wesen der von ihnen untersuchten Materie darstellt oder nur die Spiegelung ihres eigenen Denkens." So gesehen kommt es eben genauso auf die Untersuchungsmethode an wie auf das untersuchte Phänomen selber. Möglicherweise sind Physiker und Wissenschaftler allgemein nicht sonderlich geeignet, unerklärliche Phänomene zu untersuchen, solange sie sich an dem orientieren, was ihnen bislang bekannt ist. Erst ein über die Grenzen der Wissenschaft erweitertes Bewußtsein, das weiß, daß es das Meßergebnis über die eigene Wahrnehmung selbst mitbestimmt, kann ein Phänomen erfassen, das seinerseits die Erklärungsfähigkeit bekannter Wissenschaft übersteigt.

Darum paßt es in die Zeit, die Deutsche Gesellschaft für Metaphysik zu gründen als eine Diskussions- und Forschungsstätte für diejenigen, die ihre spirituellen und philosophischen Fragen nach dem Sinn des Lebens in einem größeren Zusammenhang stellen und beantwortet haben möchten, ohne gleichzeitig die Wissenschaft abzulehnen. Im Gegenteil, Wissenschaftlichkeit soll eine vertrauensschaffende Basis der gemeinsamen Arbeit sein und die Ergebnisse tragfähig machen, um Verstricktheiten in unseriöse Weltanschauungen und unreflektierte Vermutungen von ernstzunehmenden Beiträgen sauber zu trennen.

Auf dem Forum gemeinsamer metaphysischer Betrachtung kann es kein Gegeneinander von wissenschaftlichen und quasiwissenschaftlichen Denksystemen geben, nur gemeinsames Lernen aus den Gedankengängen des Andersdenkenden, ohne das eigene Denken über das Andersgeartete zu stellen. Einander bestehen lassen und gemeinsam an den tieferen Fragen der Menschheit arbeiten, die Kontrahenten Wissenschaft und Mystizismus einbetten in eine größere gemeinsame Aufgabe, die dem Zeitgeist und dem spirituellen Wachstum der Menschheit entspricht, das ist die wirkliche Aufgabe der Deutschen Gesellschaft für Metaphysik.

Die Deutsche Gesellschaft für Metaphysik (DGM) wurde im Frühjahr 1994 als Verein gegründet und verfolgt gemeinnützige Ziele zur Förderung der Wissenschaft und des Wissenschaftsverständnisses.

Da die Autoren, Christa und Hardy Burbaum, Mitbegründer der DGM sind, bitten sie, bei der Verwirklichung der Ziele durch Ihre Mitgliedschaft zu helfen. Sie werden dann laufend über den Stand metaphysischer Interpretation und grenzwissenschaftlicher Forschung informiert.

Antrag auf Mitgliedschaft oder Fördermitgliedschaft an
Dipl.-Phys. Hans Ulrich Augustin, Postfach 1421, 21414 Winsen/Luhe

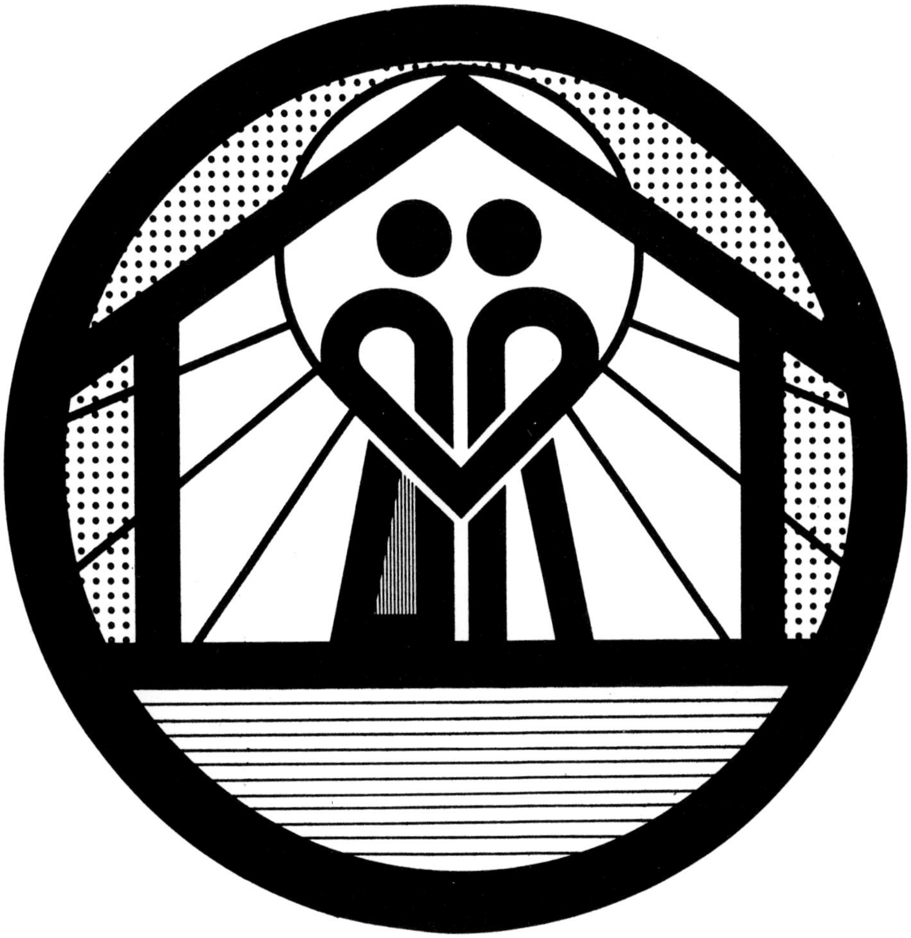

Die Harmonie zwischen Yin und Yang

Register

Im gleichen Verlag erschienen:

G. A. Ulmer **Lebensenergie und Gesundheit**
Neue Wege zu den Quellen des Lebens und zum seelischen und körperlichen Gleichgewicht
Leben bedeutet ständige Bewegung, und Bewegung ist nur möglich durch fortwährende Energiezufuhr. Es gibt keine Leistung ohne Verbrauch an Energie. Wir sollten lernen, die uns zur Verfügung stehende Energie zu nutzen und alle Fehler der Lebens- und Ernährungsweise konsequent auszuschalten. Nur so können wir das energetische Gleichgewicht wahren.
112 S., brosch., 22 Abb. und Farbaufn., ISBN 3-924191-70-0

G. A. Ulmer **Ernährung mit Vernunft**
Dieses Buch erschließt interessante Zusammenhänge einer gesunden, vollwertigen Ernährung und des Stoffwechsels. Es zeigt den Weg zu einem verantwortungsbewußten Denken und Handeln, das auch die Ernährungsbedürfnisse aller Menschen mit einbezieht.
Mit 100 einfachen, erprobten Rezepten.
208 S., brosch., 18 Graf., 11 Abb., ISBN 3-924191-12-3

G. A. Ulmer **Der Apfel als Quelle Ihrer Gesundheit**
Äpfel haben viele wichtigen Stoffe, um uns eine Menge Gesundheit zu bieten. Darüber wird in diesem Buch berichtet:
Der Apfel als Bestandteil einer vollwertigen Ernährung – Der Apfel als Vitalstofflieferant – Der Apfel als Vitamin-C-Träger – Der Apfel als Darmregulierungsmittel – Der Apfel für die schlanke Linie – Der positive Einfluß des Apfels auf die Haut und auf das Gemüt.
80 S., brosch., 13 Graf. und Abb., ISBN 3-924191-60-3

G. A. Ulmer **Die besonderen Heilkräfte von Hafer und Hirse**
Hafer und Hirse zeichnen sich durch ihren Reichtum an Vitaminen, Mineralien, Faserstoffen und Spurenelementen nicht nur als Vollwertnahrung, sondern auch als Heilnahrung aus. Kranke, mit Schädigungen der Knorpelgelenke und Arthrose, haben durch Einnahme von Hirseflocken Hilfe erfahren.
64 S., brosch., 13 Graf., ISBN 3-924191-46-8

G. A. Ulmer **Gesund und schön durch Heilerde**
In der Heilerde steht uns ein uraltes Naturheilmittel zur Verfügung. Die wertvollen Wirkstoffe und die vielen Anwendungsmöglichkeiten der Heilerde sowie neue Erkenntnisse über Stoffwechselregulierung, Stärkung des Immunsystems und Vermeidung von Allergien, werden in diesem Buch aufgezeigt.
80 S., brosch., 14 Graf., ISBN 3-924191-51-4

Prof. Dr. M. Rimpler **Die Dermapunktur-Fibel**
Die Dermapunktur-Methode bietet durch den neuartigen, medizinisch getesteten Anti-Schmerz-Roller erstmals eine physiologische Behandlungsmöglichkeit chronischer Schmerzzustände ohne Chemie und elektrischen Strom. Sie wirkt auch entzündungshemmend, durchblutungsfördernd, entschlackend und entspannend. Die Dermapunktur-Methode ist eine wirkungsvolle, einfache, selber anzuwendende Massage-Technik. Ein aufschlußreiches Buch, das in jede Familie gehört.
160 S., brosch., 42 Abb., ISBN 3-924191-65-4

H. M. Schemske **Düfte des Lebens**
Die von der Natur komponierten Düfte, die von ätherischen Ölen ausgehen, sind in Wirklichkeit ganze Duft-Symphonien. Wie sie beruhigen, anregen, zum Wohlbefinden führen und uns deutlich beeinflussen (und vieles mehr), erfahren Sie in diesem Buch. Es kommt aus der Praxis einer jahrelangen Erfahrung mit ätherischen Ölen. Herkunft, Gewinnung, Farbe, Geruch und Hauptinhaltsstoffe sowie Rezepte zu Speisen und Getränken, zu Bädern, Lotionen und Massagen, werden ausführlich beschrieben.
137 S., brosch, 4 Graf., ISBN 3-924191-76-X

G. A. Ulmer **Gib deiner Seele Schwingen und deinem Herzen neue Kraft**
Dieser Text-Bildband gibt Anregungen, das wahre Selbst zu finden und Energie zu entwickeln, damit die Seele schwingen lernt und das Herz neue Kräfte findet. Er zeigt Wege auf, wie die Fesseln der Vergangenheit gelöst werden können und macht Mut, den Glauben zu entwickeln, auf die Gedanken zu achten und Sonne und Freude ins eigene Leben zu bringen.
64 S., geb., 15 Farbaufn., ISBN 3-924191-58-1

G. A. Ulmer **Gib deinem Leben einen neuen Sinn**
Sehr viele Menschen sind heute sowohl in seelischer als auch in körperlicher Bedrängnis. Welche Möglichkeiten bieten sich, um die Situation beherrschen zu lernen und die Probleme lösen zu können?
Aus dem Inhalt: Gefühle und Gedanken – Laß die Schatten hinter dir – Überwinde die Angst – Traurigkeit und Depression – Umgang mit der Bitterkeit – Was dich kränkt, macht dich krank – Aggressionen bringen Streß – Das Gefühl der Unzufriedenheit – Den Kurs ändern – Den inneren Frieden finden.
80 S., geb., 7 Farbaufn., ISBN 3-924191-63-8

G. A. Ulmer **Krank durch Wellen- und Elektrosmog?**
Die biologischen Auswirkungen elektromagnetischer Strahlungen auf die Funktion unseres Körpers, insbesondere auf unser Nervensystem, unser Hormonsystem und unser Immunsystem, sind für uns alle sehr wichtig und werden in diesem Buch ausführlich besprochen.
Wenn wir uns auch dem Elektrosmog nicht ganz entziehen können, so sollten wir doch versuchen, ihn auf ein Minimum zu reduzieren. Vor allem dürfen wir uns keinen Dauerbelastungen aussetzen.
80 S., brosch., 16 Graf., ISBN 3-924191-73-5

Lotz/Ulmer **Sind Mikrowellenherde Gefahrenherde?**
Es stellt sich die brennende Frage, ob Mikrowellen außer thermischen Wirkungen auch biologische Schadwirkungen verursachen. Das Buch versucht, darauf eine Antwort zu finden.
48 S., brosch., 8 Abb., ISBN 3-924191-31-X

G. A. Ulmer **Wie gefährlich ist der Katalysator?**
Dieses Buch informiert darüber, welche Gefahren durch die Katalysatortechnik auf uns zukommen; auf unsere Gesundheit, auf unser Leben und damit auch auf das Leben unserer Kinder. Es geht um hochgiftige Platinstaubaerosole, Blausäure, Schwefeltrioxid und Phosphorsäure-Ester (Nervengas).
72 S., brosch., 13 Graf., ISBN 3-924191-52-2

G. A. Ulmer **Müll und Sondermüll – Umweltproblem Nr. 1**
Einseitige wirtschaftliche Entwicklungen und politische Versäumnisse haben ein akutes Müllproblem geschaffen. In noch intakten Naturlandschaften sollen Sondermülldeponien und Müllverbrennungsanlagen errichtet werden. Dieses Buch macht auf die verhängnisvollen Folgen einer falschen Müllentsorgung und auf bestehende und zukünftige Gefahren aufmerksam und stellt Alternativen vor.
90 S., brosch., 30 Abb., ISBN 3-924191-78-6

G. A. Ulmer **Unser Wald darf nicht sterben**
Das Waldsterben hat eine erschütternde, besorgniserregende Entwicklung genommen. Dieser Bildband informiert über alle bekannten und noch wenig bekannten wichtigen Einzelheiten zum Thema „Waldsterben".
96 S., brosch., 50 Farbaufn., 11 Graf., ISBN 3-924191-01-8

Lotz/Ulmer **Einführung in die Bau- und Wohnökologie**
Vergleichbar mit einer dritten Haut umgibt uns der Wohnbereich und kann unsere Gesundheit beeinflussen. In diesem Buch werden die Bauökologie und die Wohnökologie praxisnah und verständlich dargestellt.
192 S., brosch., 13 Abb., 57 Graf., ISBN 3-924191-20-4

Robert Endrös **Die Strahlung der Erde und ihre Wirkung auf das Leben**
Hier werden die Lebensvorgänge auf dem Boden, aus der Erde und im kosmischen Strahlungsfeld erörtert. Ganz neue Tatsachen konnten aufgedeckt werden, vor allem das Strahlungsfeld in den Mikrowellen als bestimmender Faktor aller Lebensvorgänge.
228 S., geb., 92 Abb., ISBN 3-924191-50-6

M. Schulze **Bio-Garten-Ratgeber**
Gesundes Gemüse aus dem eigenen Garten, nährstoffreich, schadstoffarm, vollwertig, ist in der heutigen Umwelt ein Schatz der Natur, auf den wir nicht verzichten dürfen. Manfred Schulze zeigt in über 49 Saat- und Pflanzplänen, was für den Biogemüse-Heimgärtner wichtig ist.
192 S., br., 21 Abb., ISBN 3-924191-62-X

G. A. Ulmer **Edelkompostfibel**
Gesunder Boden, gesunde Pflanzen, gesunde Menschen.
Aus dem Inhalt: Naturgerechte Abfallverwertung – Der natürliche Recycling-Prozeß im Boden – Wo und was läßt sich kompostieren? – Aufsetzen und richtiger Bau der Kompostmiete – Zusätze zum Kompost – Der Regenwurm – 7 wichtige Regeln für den Edelkompost – Biologische Bodenpflege.
64 S., brosch., 17 Abb., ISBN 3-924191-66-2

Notizen